Top im Gesundheitsjob

T0200332

Alexander Forster

Visite! – Kommunikation auf Augenhöhe im interdisziplinären Team

Mit 13 Abbildungen

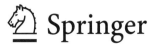

Alexander Forster
Wilhelmsfeld, Deutschland

ISBN 978-3-662-53698-8   978-3-662-53699-5 (eBook)
DOI 10.1007/978-3-662-53699-5

Die Deutsche Nationalbibliothek verzeichnet diese Publikation in der Deutschen Nationalbibliografie; detaillierte bibliografische Daten sind im Internet über http://dnb.d-nb.de abrufbar.

Springer

Cartoons: Claudia Styrsky, München
Umschlaggestaltung: deblik Berlin
Fotonachweis Umschlag: © fotmek/Fotolia

Gedruckt auf säurefreiem und chlorfrei gebleichtem Papier

Springer ist Teil von Springer Nature
Die eingetragene Gesellschaft ist Springer-Verlag GmbH Deutschland
Die Anschrift der Gesellschaft ist: Heidelberger Platz 3, 14197 Berlin, Germany

Vorwort

Gelebte Interdisziplinarität bietet für alle am Behandlungsprozess beteiligten Mitarbeiter der verschiedenen Berufsgruppen ein hohes Maß an Zufriedenheit, das Gefühl von Wertschätzung und Stolz bzw. Selbstbewusstsein. Im Fokus steht der Patient, dessen Genesung bzw. Symptomkontrolle das Ziel der Behandelnden ist. Dieser profitiert enorm von einem respektvollen und wertschätzenden Umgang unter den verschiedenen Berufsgruppen.

Das wichtigste Symbol für eine gute interdisziplinäre Zusammenarbeit ist die Visite. Behandlungsziele und die dazu notwendigen Schritte werden hier auf Augenhöhe miteinander besprochen und festgelegt. Ziehen alle am gleichen Strang, gelingt es, das höchste Gut des Menschen – die Gesundheit – zu erhalten, zu fördern und Krankheit zu lindern.

Dafür benötigt ein gutes Team Regeln der Kommunikation, Konfliktbewältigungsstrategien, Checklisten, Standards, Mitarbeiter aller am Behandlungsprozess beteiligten Berufsgruppen und Respekt füreinander. Wie Sie all dies zur Verbesserung Ihrer Visitenkultur einsetzten können, zeige ich auf den nächsten Seiten Allen, die an einer guten, zielorientierten und respektvollen Arbeit miteinander interessiert sind.

Ich wünsche Ihnen viel Freude beim Lesen sowie Mut und Durchhaltevermögen für die Optimierung Ihrer Visitenkultur.

Alexander Forster
Heidelberg, im November 2016

■   **Wichtiger Hinweis**

Mit der Berufsbezeichnung »Pflegefachkraft« werden die Mitglieder der verschiedenen Pflegefachberufe gemeint:

- Altenpflegerinnen und Altenpfleger,
- Gesundheits- und Krankenpflegerinnen und Gesundheits- und Krankenpfleger,
- Gesundheits- und Kinderkrankenpflegerinnen und Gesundheits- und Kinderkrankenpfleger,
- Fachkräfte im Pflegedienst mit Hochschulqualifikation in einem pflegebezogenen Studiengang.

Zur sprachlichen Vereinfachung und damit zur verbesserten Lesbarkeit wird im Text lediglich eine Geschlechtsform verwendet. Das jeweils andere Geschlecht ist ausdrücklich angesprochen.

Über den Autor

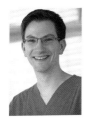

Alexander Forster ist seit 2006 als Gesundheits- und Krankenpfleger an der chirurgischen Universitätsklinik und Klinik für Anästhesiologie in Heidelberg tätig. Innerhalb dieser Zeit absolvierte er die Weiterbildungen zum Fachkrankenpfleger für Anästhesie- und Intensivpflege, Praxisanleiter und Algesiologischer Fachassistent. Seit 2014 ist er stellvertretende Stationsleitung einer 24-Betten IMC-Station, der Dialyseabteilung und des Schmerzdienstes. Nebenbei ist er als freier Dozent vor allem für die Themen Interdisziplinarität und Schmerz an verschiedenen Einrichtungen tätig.

Inhaltsverzeichnis

Achtung Visite!

Alexander Forster

A. Forster, *Visite! – Kommunikation auf Augenhöhe
im interdisziplinären Team (Top im Gesundheitsjob)*,
DOI 10.1007/978-3-662-53699-5_1
© Springer-Verlag GmbH Deutschland 2017

Kennen Sie das auch?

Es ist Dienstagvormittag. Wir befinden uns mit Gesundheits-
und Krankenpfleger Frank auf einer kardiologischen Station.
Seinen Dienst hat er sich zeitlich strukturiert. Gerade ist er
damit fertig geworden, alle gemessenen Vitaldaten in die
Kurve einzutragen und verschafft sich einen weiteren Überblick über den heutigen Dienst, insbesondere welche Anordnungen noch umgesetzt werden müssen. Da ruft es aus der
Ecke, Frank kennt die Stimme seines Stationsarztes, »*Visite*!«.
Frank ist genervt. Sein Plan war mit Frau Schmitt aus Zimmer 22 aufzustehen und ein Stück zu laufen, bevor er die
Infusionen und Medikamente für die nächste Runde richten
würde. Er wundert sich, gestern war die Visite doch erst um
12 Uhr! Aber er weiß genau, wenn er jetzt nicht mitkommt,
gehen viele Informationen verloren und seine Fragen kann er
nicht stellen. Denn später ist der Stationsarzt wieder im Funk-
tionsbereich unterwegs.

Frank nimmt sich fest vor, dieses Thema noch einmal mit seiner
Stationsleitung Isabel zu besprechen. Ihr ist es enorm wichtig,
dass die Pflegefachkräfte der Station an der Visite teilnehmen,
obwohl die vorherrschende Meinung im Team eher negativ gegenüber der Visite ist. Das Gespräch mit den Patienten während der Visite benötigt viel Zeit und viele Antworten auf die

Fragen, die der behandelnde Arzt dem Patienten stellt, kennt er schon. Schließlich ist er mit den Patienten dauerhaft im Kontakt. Wenn dann noch Angehörige bei der Visite sind, explodiert der zeitliche Rahmen und Frank kann seine Pause vergessen und sich, im schlimmsten Fall, auf Überstunden einstellen. Frank hat so viele Ideen, wie sich die Visite ändern sollte.

Die Visite spiegelt das gelebte Gefühl der Interdisziplinarität einer Station wieder. Frank ist es enorm wichtig, die Wünsche und Bedürfnisse seiner Patienten in der Visite darzustellen, da er sich häufig als Vermittler zwischen dem behandelnden Arzt und dem Patienten fühlt. Deshalb sollte die Visite nicht als »Informationsveranstaltung« verstanden werden, sondern eher die Zusammenarbeit und die Wertigkeit der einzelnen Berufsgruppen – auch in der gesamten Stationsarbeit – darstellen.

Viele der Fachpflegekräfte sehen die Visite als einen wichtigen Bestandteil der täglichen Arbeit. Ihr muss ausreichend Raum und Zeit gegeben werden und sie stellt die Kommunikationsverhältnisse einer Berufsgruppe, die der Pflegenden, dar.

Die Erklärung des Begriffs »Visite« lautet (Duden, 2014):

- lateinisch »visitare« → besuchen,
- regelmäßiger Besuch des Arztes an den Krankenbetten einer Station in Begleitung der Assistenzärzte und der Stationsschwester.

Eine gute Visite funktioniert leider nicht nur durch den regelmäßigen Besuch des Arztes in Begleitung der Assistenzärzte und der »Stationsschwester«. Die Visite ist der Ausdruck der Interdisziplinarität in einem Bereich. Sie stellt die Zusammenarbeit zwischen den Pflegefachkräften, den ärztlichen Kollegen und anderen Berufsgruppen dar.

Welches Handwerkszeug für eine Visite gebraucht wird, welche Einflüsse die Umgebung auf die Visite haben, Erste-Hilfe-Maßnahmen für eine gute Visite und natürlich alles über Kommunikation, Checklisten und viele praktische Beispiele werden in diesem Buch erörtert. Es soll ein praktischer Begleiter für die Kitteltasche sein, so zu sagen eine Erste-Hilfe-Maßnahme im Alltag.

Literatur

Dudenredaktion (2014) Duden – die deutsche Rechtschreibung, 26. Aufl. Bibliographisches Institut, Mannheim

Visite –
die Rolle der Pflege

Alexander Forster

A. Forster, *Visite! – Kommunikation auf Augenhöhe
im interdisziplinären Team (Top im Gesundheitsjob)*,
DOI 10.1007/978-3-662-53699-5_2
© Springer-Verlag GmbH Deutschland 2017

2.1 Professionelle Haltung und Sprache

Die Gesundheitsbranche wird sehr gerne mit den Arbeits-
platzstrukturen eines Piloten verglichen. Die Gründe dafür
liegen nah: Entscheidungen müssen unter hohem – zeit-
lichem – Druck getroffen werden. Bei Fehlern muss mit
ernsten Schäden gerechnet werden, deshalb gilt es, Fehler zu
vermeiden. Teams unterschiedlicher Berufsgruppen müssen
von Beginn an harmonisch und konstruktiv zusammenar-
beiten – und das obwohl sich u. U. die einzelnen Teammitglieder nur schlecht oder gar nicht persönlich kennen. Interdisziplinarität bedeutet die Behandlung eines Themas bzw.
einer Aufgabe unter Einbeziehung verschiedener Fachrichtungen. Für das Krankenhaus ist der Mix aus den verschiedenen Berufsgruppen eine große Herausforderung und stellt
hohe Ansprüche an eine gute Teamarbeit.

Ein offener Umgang im Team ist essenziell wichtig. So
können Fehler angesprochen und vermieden werden. Alle
beteiligten Berufsgruppen im Team müssen sich auf Augenhöhe begegnen, Hierarchie darf nicht spürbar sein. Nur so

ist eine konstruktive Zusammenarbeit möglich. Es gibt viele verschiedene Strategien zur Fehlervermeidung: Programme und vorgeschlagene Prozesse, Zertifizierungen nach DIN, TÜV, KTQ usw. Wenn das gemeinsame Ziel die Fehlervermeidung ist und die Motivation dazu eine interdisziplinäre, teamorientierte Zusammenarbeit innerhalb der Organisation zwischen den Berufsgruppen möglich macht, ist der richtige Weg für die Zukunft eingeschlagen. Im Fokus steht immer das gleiche Ziel aller Berufsgruppen: die optimale Therapie des Patienten.

Doch wie gelingt die Gratwanderung zwischen den Berufsgruppen und wer sollte auf wen zugehen, damit eine harmonische, patientenorientierte Zusammenarbeit jederzeit möglich ist? Hierzu bedarf es einer gelebten professionellen Haltung und einer professionell angepassten Ausdrucksweise. Kurz zusammengefasst gelingt das durch:

- Selbstbewusstsein sich selbst und seiner Berufsgruppe gegenüber!
- Stolz auf das zu sein, was man ist!
- Zugewandte, offene Kommunikation, ggf. nach dem Kommunikationsmodell von Schulz-von-Thun (▶ Abschn. 2.1.1)!
- Professionelle Sprache!
- Umgang mit Konflikten und das Verständnis zum Konfliktlösen!

▪ Konflikte – historisch gewachsen

Der andauernde, oft eher unterschwellige Konflikt zwischen den Berufsgruppen im Krankenhaus beruht v. a. auf die zurückliegende Geschichte der einzelnen Berufsgruppen.

Betrachtet man die Pflegefachkräfte, so wird die ursprüngliche Ansatzweise der Bedeutung dieser Berufsgruppe deutlich. Pflegende waren jeher die Unterstützenden, die Einfühlsamen, die Helfenden. Zunächst unentgeltlich tätig, entwickelte sich aus den »Zuarbeitern« eine eigenständige

Berufsgruppe, die es in der Zeit der Etablierung versäumte, sich ein eigenes Berufsbild zu prägen. Pflegende haben in unterschiedlichen Organisationen unterschiedliche Aufgaben, die eine unterschiedliche Verantwortung fordert. Und je nach Einrichtung fühlen sich die Pflegenden mit der unterschiedlichen Verantwortung wohl.

Im Ausland, z. B. Großbritannien, USA, ist der Stellenwert der Pflegenden ein anderer: Bessere Bezahlung, bessere Arbeitsbedingungen, deutlich größeres Ansehen in der Bevölkerung. Weniger Abwanderung aus der Berufsgruppe in andere medizinische Aufgaben, weniger Konflikte. In Deutschland ist der Stellenwert der Pflege noch geringer als im Ausland und erst durch die Verbundenheit der Pflegefachkräfte werden ihre Forderungen auch in der Bevölkerung verständlich und nachvollziehbar.

So gibt es pflegende Kollegen, die trotz ihrer hervorragenden Ausbildung das Maß an zu übernehmender Verantwortung unterschätzen. Aber genau das ist der Schlüssel zum Erfolg: Annehmen von Verantwortung für sich, für seine Berufsgruppe, für den Patienten. Das Wissen, die Erfahrung, die sich über viele Jahre in jedem einzelnen Pflegenden angesammelt haben, zu teilen und zu fordern, dieses auch anwenden zu können, schafft Raum für ein Selbstbewusstsein, das die Pflegefachkräfte entwickeln müssen.

Diese Herangehensweise ist notwendig, damit eine professionelle Haltung präsentiert werden kann. In diesem Kontext wird es selbstverständlich, im interdisziplinären Team miteinander statt untereinander oder nebeneinander zu arbeiten.

■ Was bedeutet für die Pflegenden »auf Augenhöhe« zu arbeiten?

Um auf Augenhöhe zu arbeiten, bedarf es eines Gefühls von Stolz auf sich und die eigene Berufsgruppe, sich sicher zu sein, in dem was man tut und wie man es tut. Sein Wissen zu erweitern und weiterzugeben. Interessiert zu sein an dem, was den Patienten und die Organisation betrifft. Bei den Amerikanern heißt das »I'm proud to be a nurse« – »Ich bin stolz eine Krankenschwester zu sein«. Stolz bedeutet für sich selbst große Zufriedenheit zu spüren bzw. anderen das Gefühl der Zufriedenheit spüren zu lassen. Stolz beinhaltet auch das Gefühl der Freude, ist also ein positives Glücksgefühl. Freude über die Gewissheit etwas Besonderes, etwas Anerkennenswertes oder etwas für die Zukunft geschaffen zu haben. Stolz kann sich aus verschiedenen Ansatzpunkten heraus entwickeln:

- Aus sich selbst: Das gute Gefühl, seine eigenen Moralvorstellungen in (besonderer) Weise erfüllt zu haben – das macht stolz!
- Aus der Gesellschaft: Die Wertevorstellungen der Gesellschaft werden auf sich selbst übertragen. Dabei sind allgemein gültige Moralvorstellungen von prägender Bedeutung.

» Ich möchte gern, daß man Stolz als eine edle Eigenschaft der Seele ansähe; als ein Bewußtsein wahrer innerer Erhabenheit und Würde; als ein Gefühl der Unfähigkeit, niederträchtig zu handeln. (Adolph Freiherr Knigge: Über den Umgang mit Menschen)

Praxistipp

Im Universitätsklinikum Heidelberg applaudieren wir uns regelmäßig gegenseitig dafür, dass wir Pflegende sind. Beispielsweise nach einer Stationsbesprechung, stehen nacheinander unterschiedliche Pflegende auf und es wird von allen anderen applaudiert. Dem betreffenden Kollegen verschafft das ein besonderes Gefühl – Stolz. Und die Kollegen, die applaudieren empfinden Freude. Probieren Sie es einfach mal aus. Sie werden sehen, es macht etwas Besonderes mit Ihnen.

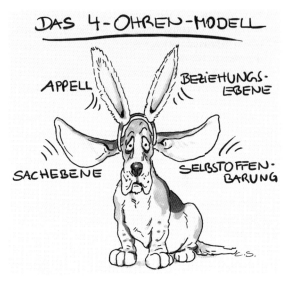

◧ **Abb. 2.1** 4-Ohren-Modell

2.1.1 Das »Vier-Ohren-Modell« nach Schulz von Thun

In vielen theoretischen Sitzungen sicherlich ausführlich besprochen, lohnt es sich dennoch, auch hier Bezug auf dieses etablierte Modell der Kommunikationspsychologie von Friedemann Schulz von Thun zu nehmen. Dabei wird eine gesprochene Nachricht unter den vier Ebenen Sachinhalt, Selbstoffenbarung, Beziehung und Appell beleuchtet (◧ Abb. 2.1). Dabei kann eine missverständliche Kommunikation verbildlicht werden. Schulz von Thun hat bei seinem Modell zwei psychologische und sprachtheoretische Analysen zusammengebracht:

- Paul Waztlawick (»Man kann nicht *nicht* kommunizieren!«) erhob den Anspruch, dass jede Aussage unter
  einem Inhalts- und einem Beziehungsaspekt verstanden werden könnte.
- Der Sprachtheoretiker Karl Bühler benannte sog.
  sprachliche Zeichen: Ausdruck, Appell und Darstellung.

Dieses Modell von Schulz von Thun beschreibt, wie unterschiedlich gesendete Nachrichten aufgefasst werden können. Er unterscheidet vier grundlegende Richtungen. Dabei
spielt das Ergebnis, in welcher Beziehung die Kommunika-
tionsteilnehmer stehen, eine wichtige Rolle.

■ Sachebene

Der Sprecher vermittelt auf der Sachebene Daten, Fakten
und Sachverhalte. Dabei ist seine Hauptaufgabe sich klar,
deutlich und verständlich auszudrücken. Der Nachrichtenempfänger prüft die Nachricht auf dem Sachohr auf
Wahrheit (wahr oder unwahr), Relevanz (von Belang oder
belanglos) und auf Ausführlichkeit (ausreichende oder mangelhafte Informationsweitergabe).

… Heparin benötigt! …

Äußerung eines Arztes: »*Der Patient benötigt seine Heparinspritze.*«
Überlegungen der Pflegenden: Ja, der Patient erhält Heparin,
das ist wichtig, damit er keine Thrombose bekommt, ich benö-
tige noch die richtige Dosierung. Antwort der Pflegenden:
»*Wie viel Heparin benötigt der Patient?*«

Diese Art der Kommunikation ist sehr sachlich, emotionslos
und konfliktbefreit.

■ Selbstoffenbarung

Jede Nachricht offenbart eine teilweise bewusste bzw. beabsichtigte Selbstdarstellung des Senders. Durch die Selbstoffenbarung kann z. B. Sympathie oder Antipathie übertragen werden. Sicherlich heizt das eine unterbewusst entstandene Meinungsverschiedenheit deutlich an. Durch die Selbstoffenbarung kann aber auch Hilflosigkeit ausgestrahlt werden. Dies könnte der Gesprächspartner zum Anlass nehmen, die Fähigkeiten in Frage zu stellen und so für Konfliktpotenzial sorgen. Dies bedeutet auch eine unbewusste, unfreiwillige Enthüllung des Senders in der Nachricht. Das Selbstoffenbarungsohr des Empfängers beachtet diese Botschaft.

… Heparin benötigt! …

Äußerung eines Arztes: »*Der Patient benötigt seine Heparinspritze.*« Er ist froh darüber, sich sicher zu sein, dass der Patient jetzt die Heparinspritze benötigt.
Überlegungen der Pflegenden: Der Doc weiß nicht, in welchen Zeitabständen Heparin zur Thromboseprophylaxe verabreicht wird. Antwort der Pflegenden: »*Ich zeige Dir, zu welchen Zeiten wir Heparin verabreichen.*«

■ Appell

Der Sender möchte mit der Übermittlung seiner Nachricht immer etwas bewirken. Entweder ein Tun oder ein Nichts tun. Manchmal sind diese Botschaften offen, in Form von Bitten oder klaren Aufforderungen. Manchmal sind aber auch verdeckte Veranlassungen möglich, diese werden Manipulation genannt.

… Heparin benötigt! …

Äußerung eines Arztes: »*Der Patient benötigt seine Heparinspritze.*«
Antwort des Pflegenden: »*In Ordnung, ich injiziere das Heparin.*«

■ ■ **Manipulation**

… Heparin benötigt! …

Frage eines Arztes: »*Bist Du gerade dabei, Heparin vorzubereiten?*«

Das Wort Manipulation wird häufig missverständlich negativ wahrgenommen. Bei dieser Form der Kommunikation besteht das Risiko einer missverständlichen Bedürfnisäußerung. Der Pflegende könnte die Frage nicht als Bedürfnisäußerung, sondern als geschlossene Frage – und damit falsch – für sich verstehen und antworten: »*Ja, ich richte gerade Heparin.*« Es könnte aber auch sein, dass der Arzt seine Wünsche bzw. Bedürfnisse nicht klar äußern kann –warum auch immer. Dann ist das Wort »Manipulation« eher in seiner Bedeutung – losgelöscht von negativen Vorurteilen – zu verstehen.

In jedem Appell und jeder anderen Form der Kommunikation steckt nach Schulz-von-Thun immer ein deutliches Konfliktpotenzial:

- Kommunikation findet zu 70% nicht sprachlich statt. Durch die Körperhaltung kann der Appell untermauert werden, der den Empfänger unter Druck setzt und Wut auslöst.
- Der Appellierende fühlt sich u. U. in einer höheren Position als der Empfänger und vermittelt dies im Gespräch auch deutlich.
- Je nach Artikulation des Appells fühlt sich die Nachricht für den Empfänger als »Verfügung« an: Jemand Anderes verfügt über die eigene Person.

■ **Beziehungsebene**

Auf der Beziehungsebene findet die Bewertung des Zusammenseins in dem persönlichen Verhältnis zwischen Nachrichtensender und -empfänger statt. Dabei kann der Nachrichtensender, je nachdem wie seine Körpersprache ist, wie er den Satz formuliert und betont, Wertschätzung, Respekt, Wohlwollen und Dankbarkeit senden. Gleichzeitig kann aber auch Gleichgültigkeit und Verachtung in Bezug auf den Nachrichtenempfänger gesendet werden. Der Empfänger kann sich akzeptiert oder herabgesetzt fühlen.

… Heparin benötigt! …
Äußerung eines Arztes: »*Der Patient benötigt seine Heparin-spritze.*«
Überlegungen des Pflegenden: Ich mag ihn so gerne, er ist immer höflich und zurückhaltend. Als nächstes injiziere ich das Heparin für seinen Patienten. Antwort des Pflegenden: »*Klar, kein Problem, Doc!*«

Das Schultz-von-Thun-Modell ermöglicht den Schluss zu ziehen, weshalb es so wichtig ist, sich seiner eigenen Kommunikation bewusst zu sein. Erst dann sieht man, dass häufige Missverständnisse nicht ausschließlich durch das Gegenüber – die andere Berufsgruppe –, sondern auch durch sich selbst entstehen können. Ist dieser Schritt erreicht, steht einer Kommunikation auf Augenhöhe nur noch wenig im Wege.

Beispiel für eine missverständlich gestörte Kommunikation

Um Kommunikation zu beschreiben, die durch eine gestörte Verständigung auf den verschiedenen Ebenen verhindert ist, beschreibt Schulz von Thun als Beispiel die folgende Situation:

Grünes in der Soße

Ein Mann und eine Frau sitzen beim Abendessen. Der Mann sieht Kapern in der Soße und fragt: »*Was ist das Grüne in der Soße?*«. In diesem Gespräch werden alle 4-Ohren gegenübergestellt: Die Sendung des Ehemanns und der Empfang der Nachricht der Ehefrau.

	Gesprochenes des Ehemanns	Verstandenes der Ehefrau
Sachebene	»Da ist was Grünes.«	Da ist was Grünes.
Selbstoffenbarung	»Ich weiß nicht, was es ist.«	Ihm schmeckt das nicht.
Beziehungsohr	»Du wirst wissen, was es ist«	Er meint, ich sei eine miese Köchin.
Appellohr	»Sag mir, was es ist!«	Ich soll beim nächsten Mal das Grüne weglassen

Die Frau antwortet gereizt: »*Mein Gott, wenn es dir hier nicht schmeckt, kannst du ja woanders essen gehen!*«

2.1.2   **Professionelle Kommunikation verwendet die Sachebene**

Bezugnehmend auf das in ▶ Abschn. 2.1.1 beschriebene Beispiel bedeutet es für die alltägliche Praxis die nach Schulz-von-Thun benannte Sachebene zu verwenden.

… Heparin benötigt! …

Äußerung eines Arztes: »*Der Patient benötigt seine Heparinspritze.*«

Antwort des Pflegenden: »*Ich bin doch schon dabei!*«

In diesem Beispiel hat der Pflegende auf der Beziehungsebene reagiert und fühlt sich durch den ärztlichen Kollegen unter Druck gesetzt. Womöglich steht er ohnehin schon unter Zeitdruck und er empfindet die Aufforderung zur Gabe der Heparinspritze als Provokation. Schließlich liegt eine Anordnung bereits vor und der Zeitpunkt der angesetzten Injektion ist gerade fünf Minuten vergangen. Eine solche Situation kennen Pflegefachkräfte nur zu gut, ständig getrieben von den Anforderungen der Arbeit und dem zeitlichen Druck. Allerdings ist klar, ein Konflikt ist hier vorprogrammiert. Der Arzt fühlt sich missverstanden und reagiert u. U. wüst auf die Antwort des Pflegenden. Unter Berücksichtigung des Vier-Ohren-Modells ist ein Konflikt ausgeschlossen, wenn beide Parteien das Sachohr als Kommunikationsweg wählen. Folgende Überlegungen können bei der Reduktion auf die Sachebene hilfreich sein:

- Der Stationsarzt nutzt die Sachebene und stellt einfach fest, dass der Verabreichungszeitpunkt vergangen ist. Er möchte darauf hinweisen, dass ausgerechnet dieser Patient eine intensive Thromboseprophylaxe benötigt.
- Der Stationsarzt ist auf der Beziehungsebene getrieben von der Emotionalität. Der Patient ist ihm besonders wichtig, schließlich war der Assistenzarzt bei der Intervention dabei. Er will unbedingt, dass die Therapie den gewünschten Erfolg bringt.
- Auf der Selbstoffenbarungsebene äußert der Stationsarzt seine Hilflosigkeit. Er ist sich sicher, dass der Patient eine Heparinspritze benötigt. Aber die Dosierung weiß er ad hoc nicht. Er hofft, der Pflegende unterstützt ihn dabei.

Dabei spielt es natürlich eine Rolle, welche Körpersprache der ärztliche Kollege verwendet. Ist er zugewandt, ist er freundlich, die Stimme entsprechend betont?

Selbstverständlich soll dieses Kommunikationsmodell nicht dazu dienen, alle verbalen Anfeindungen zu dulden und mit der Sachebene als Antwort zu reagieren, um einen

Konflikt zu vermeiden. Ist die Beziehungsebene gefordert, muss sie auch eingesetzt werden, um dem Gegenüber die persönlichen Grenzen aufzuzeigen. Dennoch lohnt es sich, sich seiner eigenen Ausdrucksweise bewusst zu werden und sich dadurch zu reflektieren.

> **Praxistipp** ■
>
> Überprüfen Sie Ihre eigene Art der Kommunikation. Äußern Sie alle Bedürfnisse in der »Ich-Form« (»*Ich möchte, dass …*«). Überprüfen Sie den zu transportierenden Inhalt Ihrer Nachricht. Haben Sie den Inhalt für den Empfänger verständlich formuliert? Und beachten Sie Ihre Körpersprache. Sind Sie dem Empfänger positiv zugewandt?

Alle diese Hinweise dienen nicht nur Ihrem eigenen Weg, Kommunikation zu vereinfachen und das Konfliktpotenzial zu senken. Es lohnt sich auch, dem Gegenüber diese Eindrücke mitzuteilen: »*Mir ist aufgefallen, dass …*«.

2.1.3 Professionelle Kommunikation inkludiert (medizinische) Fachsprache

Die Ausbildung zur Pflegefachkraft ist sehr umfangreich in Bezug auf die Vermittlung von medizinischen Sachverhalten inklusive deren Bedeutung in Form von Sprache. So ist es üblich, medizinische Sachverhalte auf verbaler Ebene durch Fachausdrücke zu unterstützen. Im Zusammenhang mit der eigenen Berufserfahrung und dem damit verbundenen aufbauenden Expertenwesen ist es zwingend erforderlich, Fachausdrücke in der täglichen Berufspraxis zu verwenden. Dadurch wird im Gespräch mit den Teamkollegen jeder Berufsgruppe eine zielorientierte Kommunikation auf Augenhöhe erst möglich. In wieweit Pflegefachkräfte Fachsprache verwenden wird deutlich, wenn sie sich mit Kollegen aus anderen Bereichen oder Patienten unterhalten und dabei Wörter verwendet werden, die dem Gegenüber nicht bekannt sind.

Die Anwendung von medizinischer Fachsprache eröffnet neue Perspektiven im Umgang mit sich selbst und seiner eigenen Berufsgruppe. Wenn die Pflegenden fachsprachlich kommunizieren, wird das eigene Berufsethos aufgewertet, Selbstbewusstsein wird geprägt und verstärkt.

Durch die Fachsprache wird es möglich, schwierige Sachverhalte konkret zu bezeichnen. Außerdem ermöglicht sie das Zugehörigkeitsgefühl im interdisziplinären Team – »Wir sprechen alle die gleiche Sprache«.

2.1.4 Professionelle Kommunikation ist respektvoll und menschlich

Was bedeutet respektvoll und menschlich, wenn dies im Zusammenhang mit Kommunikation genannt wird? Für Pflegefachkräfte ist der Umgang mit den Mitmenschen, seien es die Patienten oder die Kollegen, immer menschlich und respektvoll – geprägt durch Empathie.

Empathie bezeichnet das Vermögen, mit einem bewussten Reaktionsvermögen auf die Gefühle eines Mitmenschen zu reagieren. Empathie ist also keine eigene Emotion, sondern eine Antwort auf die gesendeten Gefühle des Gegenübers.

Je mehr man sich mit seinen eigenen Gefühlen beschäftigt, umso empathischer kann man werden. Je empathischer das Zusammenspiel einer Gruppe ist, umso respektvoller und menschlicher ist die Kommunikation. Die Gefühle des Gegenübers wahrnehmen, gerade in pflegerischen Standardsituationen ist eine hohe Kunst, die in der täglichen Arbeit verankert ist.

Typisches Beispiel in diesem Zusammenhang ist der Umgang mit Ausscheidungen, der Bestandteil der täglichen Arbeit ist. Es lässt sich – provokant – die These aufstellen, dass diese Arbeit die Berufsgruppe der Pflegenden identifiziert. Aber es ist eine, nur eine alleinstehende Aufgabe im pflegerischen Tagesablauf dieser Berufsgruppe. Der Patient befindet sich in einer ausgelieferten Lage, in der er respektvollen und wertschätzenden menschlichen Umgang benötigt. Eine intime Aufgabe, wie der Umgang mit Ausscheidungen, wird erst dadurch respektlos, wenn diese wegen der Pflegenden selbst durch eine falsche Wortwahl herabgesetzt wird. Je mehr die Hilfestellung durch die Pflegenden aufgewertet wird, durch Intimität und das benötigte Einfühlungsvermögen, das die Pflegenden in dieser Situation deutlich zeigen, umso mehr drängt sich diese Tätigkeit gegenüber anderen verantwortungsvollen Tätigkeiten in den Hintergrund.

… besser sachlich …

Anstelle von … besser so: »*Herr Müller hat abgeführt.*« »*Frau Schmitt hat eine ausreichende Ausscheidung über den Blasenkatheter.*« »*Ich gehe in den unreinen Arbeitsraum.*«

Die Negativbeispiele zu den oben genannten Aussagen sind hinlänglich bekannt. Spätestens daran kann man feststellen, was Sprache mit uns macht. Je empathischer die Pflegenden sind, umso schwerer fällt es ihnen, Worte aus einer herabsetzenden (Fäkal)sprache zu verwenden. Meine These dazu ist: Je mehr Vulgärsprache im Alltag verwendet wird, umso…

- … mehr sinkt unser eigenes Selbstbewusstsein über das eigene Zugehörigkeitsgefühl zu einer Berufsgruppe und dem eigenen Tun als Pflegefachkraft.
- … weniger sind wir im interdisziplinären Team gleichberechtigt.
- … schwerer fällt es uns, die Unterstützung, die wir in solchen Situationen dem Patienten geben, wertzuschätzen.

> **Praxistipp**
>
> Überprüfen Sie in Ihrer täglichen Arbeit, wie Sie den Umgang mit Ausscheidungen kommunizieren. Wenn Sie sich für die richtige Artikulation entscheiden, wird auch diese Arbeit aufgewertet und das Selbstbewusstsein (»I'm proud to be a Nurse«) steigt.

Außerdem gelingt es Ihnen dadurch, ohne einen besonderen Hinweis, solche Worte im Team zu integrieren.

2.1.5 Professionelle Kommunikation ermöglicht das Anwenden von Scoringsystemen

Ein Score gibt die Möglichkeit im medizinischen, pflegerischen Assessment, Patienten so zu einzugruppieren, dass mögliche Risiken frühzeitig erkannt und behandelt werden können. Zudem ergibt sich die Möglichkeit standardisierte pflegerische Maßnahmen einzuleiten und deren Qualität bzw. Zielführung zu identifizieren und zu überprüfen. Des Weiteren bietet ein Score die Möglichkeit, pflegerische Arbeit abzubilden und ggf. abzurechnen. In Bezug auf die Fachsprache bietet ein Score die Grundlage, pflegerische Sachverhalte klar und deutlich zu artikulieren. Wenn sich in einem Team, die für den Bereich etablierten, Scores anwenden lassen, sind diese Scores bei der täglichen Arbeit zielführend. Die Dokumentation und die Kommunikation sind vereinfacht.

Die Fülle an Scoringinstrumenten ist enorm. Deshalb ist es wichtig, sich auf die praktikabelsten und sinnvollsten für den eigenen Bereich zu einigen. Beispielhaft sind hier einige Scoringsysteme aufgeführt.

Dekubitusrisiko

Um prophylaktische Maßnahmen zu erarbeiten und ggf. eine argumentative Unterstützung für die ein oder andere teure Maßnahme zu erhalten (z. B. Wechseldrucksysteme) ist es sinnvoll, diese oder andere, in der Einrichtung bekannte Risikoskalen zu verwenden.

■ **Braden-Skala**

Diese Dekubitusrisikoerfassung entwickelten 1987 Barbara Braden und Nancy Berstrom (◗ Tab. 2.1). Bekannter wurde sie durch die Veröffentlichung im Expertenstandard »Dekubitusprophylaxe« und wird seither auch zunehmend angewendet. Wie viele andere Skalen auch, dient sie dazu nach standardisierten Patientensituationen einen Punktwert zu ermitteln, der das Risiko, einen Dekubitus zu erleiden, widergibt.

■ **Waterlow-Skala**

Judy Waterlow entwickelte und publizierte 1985 ihre selbst erarbeitete Dekubitusrisikoerfassungsskala (◗ Tab. 2.2). Diese Skala scheint sich speziell auf die Pflege im Akutkrankenhaus zu beziehen. Dies wird auch in der Fachwelt entsprechend kritisiert. 2005 wurde die Skala um den Malnutrition Screening Test erweitert, um der aktuellen Diskussion über den mangelernährten Patienten Rechnung zu tragen. Auch hier werden nach verschiedenen Stichpunkten (aktuelle Situation des Patienten) Abfragen durchgeführt, die im Ergebnis einen Risikograd aussagen können.

Thromboserisiko

Das Risiko an einer Thrombose zu erkranken und die damit erhöhte Wahrscheinlichkeit einer Lungenembolie ist je nach stationärer Aufnahmeindikation in allen medizinischen, insbesondere den chirurgischen, Disziplinen erhöht. In den operativen Fächern (Virchow-Trias) kann ohne Pro-

Tab. 2.1 Braden-Skala (Mod. nach: Evidenzbasierte Leitlinie zur Dekubitusprävention; evidence.de, Universität Witten/Herdecke, Stand September 2007)

Erfassungspunkt	1 Punkt	2 Punkte	3 Punkte	4 Punkte
Sensorisches Empfindungsvermögen Fähigkeit, adäquat auf druckbedingte Beschwerden zu reagieren	**Fehlt** - Keine Reaktion auf schmerzhafte Stimuli; mögliche Gründe: Bewusstlosigkeit, Sedierung oder - Störung der Schmerzempfindung durch Lähmungen, die den größten Teil des Körpers betreffen	**Stark eingeschränkt** - Eine Reaktion erfolgt nur auf starke Schmerzreize - Beschwerden können nur kaum geäußert werden (z. B. nur durch Stöhnen oder Unruhe) oder - Störung der Schmerzempfindung durch Lähmung, wovon die Hälfte des Körpers betroffen ist	**Leicht eingeschränkt** - Reaktion auf Ansprache oder Kommandos - Beschwerden können aber nicht immer ausgedrückt werden (z. B. dass die Position geändert werden soll) oder - Störung der Schmerzempfindung durch Lähmung, wovon eine oder zwei Extremitäten betroffen sind	**Vorhanden** - Reaktion auf Ansprache, Beschwerden können geäußert werden oder - Keine Störung der Schmerzempfindung

◻ Tab. 2.1 (Fortsetzung)

Erfassungspunkt	1 Punkt	2 Punkte	3 Punkte	4 Punkte
Aktivität Ausmaß der physischen Aktivität	**Keine Mobilisation möglich** - Ans Bett gebunden	**Sitzt auf** - Kann mit Hilfe etwas gehen - Kann das eigene Gewicht nicht allein tragen - Braucht Hilfe, um sich aufzusetzen	**Geht wenig** - Geht am Tag allein, aber selten und nur kurze Distanzen - Braucht für längere Strecken Hilfe - Verbringt die meiste Zeit im Bett oder im Stuhl	**Geht regelmäßig** - Geht regelmäßig etwa 2- bis 3-mal pro Schicht - Bewegt sich regelmäßig
Mobilität Fähigkeit, die Position zu wechseln und zu halten	**Komplett immobil** - Kann selbst geringfügigen Positionswechsel nicht ohne Hilfe ausführen	**Mobilität stark eingeschränkt** - Bewegt sich manchmal geringfügig - Kann sich aber nicht regelmäßig alleine ausreichend umlagern	**Mobilität gering eingeschränkt** - Macht regelmäßig kleine Positionswechsel des Körpers und der Extremitäten	**Mobil** - Kann alleine seine Position umfassend verändern

Feuchtigkeit Ausmaß, in dem die Haut Feuchtigkeit ausgesetzt ist	Ständig feucht	Oft feucht	Manchmal feucht	Selten feucht
	- Die Haut ist ständig feucht durch Urin, Schweiß oder Kot - Immer wenn der Patient gedreht wird, liegt er im Nassen	- Die Haut ist oft feucht, aber nicht immer - Bettwäsche und/oder Kleidung müssen mindestens 1-mal pro Schicht gewechselt werden	- Die Haut ist manchmal feucht, etwa einmal pro Tag wird neue Wäsche benötigt	- Die Haut ist meist trocken - Neue Wäsche wird selten benötigt

◻ Tab. 2.1 (Fortsetzung)

Erfassungspunkt	1 Punkt	2 Punkte	3 Punkte	4 Punkte
Ernährung Ernährungsgewohnheiten	**Sehr schlechte Ernährung** - Isst kleine Portionnie auf, sondern etwa nur 1/3 - Isst nur 2 oder weniger Eiweißportionen - Trinkt zu wenig - Nimmt keine Ergänzungskost zu sich *oder* - Darf oral keine Kost zu sich nehmen *oder* - Nur klare Flüssigkeiten *oder* - Erhält Infusionen länger als 5 Tage	**Mäßige Ernährung** - Isst selten eine normale Essensportion auf, isst aber im allgemeinen etwa die Hälfte der angebotenen Nahrung - Isst etwa 3 Eiweißportionen - Nimmt unregelmäßig Ergänzungskost zu sich *oder* - Erhält zu wenig Nährstoffe über Sondenkost oder Infusionen	**Adäquate Ernährung** - Isst mehr als die Hälfte der normale Essensportionen - Nimmt 4 Eiweißportionen zu sich - Verweigert gelegentlich eine Mahlzeit, nimmt aber Ergänzungskost zu sich *oder* - Kann über Sonde oder Infusion die meisten Nährstoffe zu sich nehmen	**Gute Ernährung** - Isst immer die gebotenen Mahlzeiten auf - Nimmt 4 oder mehr Eiweißportionen zu sich - Isst auch manchmal zwischen den Mahlzeiten - Braucht keine Ergänzungskost

Reibung und Scherkräfte	Problem	Potenzielles Problem	Kein Problem zur Zeit
	- Braucht massive Unterstützung bei Lagewechsel - Anheben ist ohne Schleifen über die Laken nicht möglich - Rutscht ständig im Bett oder im Stuhl herunter, muss immer wieder hoch-bewegt werden - Hat spastische Kontrakturen - Ist sehr unruhig	- Bewegt sich etwas allein oder braucht wenig Hilfe - Beim Hochbewegen schleift die Haut nur wenig über die Laken (kann sich etwas anheben) - Kann sich über längere Zeit in einer Lage halten - Rutscht nur selten herunter	- Bewegt sich im Bett und Stuhl allein - Hat genügend Kraft, sich anzuheben - Kann eine Position lange Zeit halten, ohne herunterzu-rutschen

Auswertung (Ergebnis der erzielten Punkte):
- 6–10 Punkte: Dekubitusrisiko sehr hoch
- 10–15 Punkte: Dekubitusrisiko hoch
- 16–19 Punkte: Dekubitusrisiko erhöht
- ≥20 Punkte: Dekubitusrisiko niedrig

◘ Tab. 2.2 Waterlow-Skala

Item	Befund	Punktwert
Körperbau/ Gewicht im Verhältnis zur Größe	Normal	0
	Vollschlank	1
	Adipositas	2
	Kachexie	3
Inkontinenz	Total katheterisiert	0
	Gelegentlich inkontinent	1
	Urinkatheter und Stuhl-inkontinenz	2
	Stuhl- und harninkontinent	3
Hautstatus	Gesund	0
	Pergamenthaut	1
	Trocken	1
	Ödematös	1
	Kaltschweißig	1
	Blass	2
	Rissig/Wund	3
Mobilität	Normal	0
	Unruhig	1
	Apathisch	2
	Eingeschränkt	3
	Träge/Rutscht	4
	Rollstuhl	5
Geschlecht	Männlich	1
	Weiblich	2

◻ Tab. 2.2 (Fortsetzung)

Item	Befund	Punktwert
Alter	14–49 Jahre	1
	50–64 Jahre	2
	65–74 Jahre	3
	75–80 Jahre	4
	≥81 Jahre	5
Ernährung/ Appetit	Normal	0
	Reduziert	1
	Sondenkost/Flüssigkost	2
	Parenteral/Anorexie	3
Besondere Risiken	Terminale Kachexie	8
	Herzinsuffizienz	5
	Periphere Gefäßerkrankungen	5
	Anämie	2
	Rauchen	1
	Neurologische Erkrankungen, wie Neuropathie, Multiple Sklerose, Sensibilitätsstörungen, Apoplex, Paraplegien	4
	Orthopädische Eingriffe	5
	OP-Zeit länger als 2 h	5
	Zytostatikatherapie	4
	Steroidtherapie	4
	Antibiotikatherapie	4

<9 Punkte: Kein Risiko
10–15 Punkte: Leichtes Risiko
15–20 Punkte: Hohes Risiko
>20 Punkte: Sehr hohes Risiko

phylaxe bei bis zu 50% der Patienten eine Thrombembolie auftreten. Eine nachweisbare Skala zur Erfassung des Thromboserisikos wurde 1997 nach Frowein veröffentlicht (◘ Tab. 2.3).

Pneumonierisiko

Eine nosokomiale Pneumonie ist die häufigste Komplikation, die im Zusammenhang mit dem stationären Aufenthalt entstehen kann. Insbesondere durch Immobilität oder Schmerzen werden die unteren Lungenabschnitte nicht ausreichend belüftet, es kommt zur Sekretansammlung und zum Kollabieren von Alveolen (Atelektasen). Durch die kollabierten Atelektasen ist die körpereigene Reinigung der Lunge nicht mehr möglich. Deshalb können sich in diesem Sekret Keime ansiedeln, die zu einer Pneumonie führen. Patienten mit bereits bestehenden Lungen- und Herzerkrankungen und/oder mit hohem Lebensalter, intubierte Patienten und Patienten, die thorakal oder abdominal operiert sind und Raucher haben ein erhöhtes Risiko an einer nosokomialen Pneumonie zu erkranken.

Um das Risiko genau zu erfassen und somit die Intensität der notwendigen Pflegemaßnahmen herauszuarbeiten, hat Prof. Christel Bienstein (Pflegewissenschaftlerin und Leiterin des Instituts für Pflegewissenschaft der privaten Universität Witten/Herdecke gGmbH) 2000 eine Atemskala veröffentlicht (◘ Tab. 2.4).

Delirrisiko

Die einschlägigen Fachgesellschaften haben es in den letzten Jahren erreicht, dass das Thema Delir in vielen Bereichen wahrgenommen, analysiert und diskutiert wird. Dies ist v. a. ein großer Vorteil für die betroffenen Patienten. Denn im Rahmen von diversen Studien wurde gezeigt, dass das Delir zu einer verlängerten Beatmungs- und Verweildauer sowie erhöhten Mortalität führt – und im Umkehrschluss die Genesungsdauer nachhaltig verlängert. Damit ein Delir nicht nur diagnostiziert, sondern auch rechtzeitig therapiert werden kann, sind Scoringinstrumente unerlässlich. Die Fülle ist groß, daher erfolgt nur die Vorstellung eines allgemein bekannten Scores: Dem CAM-ICU (◘ Tab. 2.5), der auch Bestandteil der AWMF-Leitlinien ist. Der Test muss nur durchgeführt werden, wenn der Patient nicht tief sediert ist (RASS -4 oder -5).

Screening auf Mangelernährung im Krankenhaus

Nach wie vor ist die Mangelernährung im Krankenhaus ein häufig gesehenes Pflegeproblem. Durch die nutritive Unterversorgung der Patienten steigt das Risiko, Komplikationen oder weitere Begleiterkrankungen zu erleiden, an. Daher sind die frühzeitige, gezielte Erfassung des Ernährungsstatus des Patienten (◘ Tab. 2.6) und die sofortige Intervention durch zusätzliche klinische Ernährung sinnvoll. Ein zusätzlicher Fokus auf Ernährung zu legen, spart Kosten und ist hocheffizient.

Abschließende Beurteilung

Die Fülle an Scoringinstrumenten, die sich in der Literatur finden lassen und die in der Fachwelt diskutiert werden, ist enorm. Um sie erfolgreich einzusetzen, bedarf es einer Vorauswahl in der einzusetzenden Einrichtung durch Experten. Eine pflegerische Arbeitsgruppe sollte die Literatur sichten und danach die Entscheidung treffen, welche Instrumente für die eigene Einrichtung am sinnvollsten erscheinen. Dies lässt sich z. B. in Form einer Pflege-AG umsetzen. Diese Arbeitsgruppe sollte sich aus Pflegefachkräften aller medizinischen Disziplinen bzw. Einheiten zusammensetzen. So ist eine schnelle Einrichtung der Scoringsysteme unkompliziert möglich. Nach der erfolgreichen Implementierung ist es sinnvoll, die Ergebnisse regelmäßig zu überprüfen und ggf.

Tab. 2.3 Frowein-TVT-Score

Risikofaktor	Ergebnis	P	Ergebnis	P	Ergebnis	P
Gefäßwandschädigung						
Varikosis	Nein	0	Leicht	1	Stark	4
Frühere Thrombosen/Lungenembolie	Nein	0	Ja	4		
AVK	Nein	0	Stadium I–IIa	2	Stadium IIb–IV	4
Alter in Jahren	40	1	>60	2	>70	3
Hämodynamik						
Mobilität	Mobil	0	Teilmobil (ca. 12 h/d)	2	Immobil (>72 h)	4
Lähmungen	Nein	0	Querschnitt-/Halbseitenlähmung	3		
Frakturen	Nein	0	Unterschenkel	2	Oberschenkel	7
Stützverband	Nein	0	Gehgips	3	Liegegips	7
Herzinsuffizienz (NYHA)	Nein	0	Stadium I–III	3	Stadium IV	6
Myokardinfarkt	Nein	0	Ja	4		

Schwangerschaft	Nein	0	Ja	1	
Postpartal	Nein	0	Ja	2	
Übergewicht	Nein	0	>15% (Broca)	2	>20% (Broca) 4
Blutzusammensetzung					
Schwere Entzündung	Nein	0	Ja	7	
Sepsis	Nein	0	Ja	7	
Maligner Tumor	Nein	0	Ja	7	
Operationen	Eingriffe <30 min	1	Allgemeinchirurgischer Eingriff >30 min	3	Malignom-OP, große urologische, gynäkologische und orthopädische Eingriffe >30 min 7
Schwere Verletzungen	Nein	0	Ja	7	
Orale Kontrazeption	Nein	0	Ja	2	
Rauchen	Nein	0	Ja	2	

P Punkte
0 Punkte: Kein Risiko
1–3 Punkte: Leichtes Risiko
4–6 Punkte: Mittleres Risiko
Über 7 Punkte: Hohes Risiko

◻ **Tab. 2.4** Atemerfassungsskala nach Bienstein

Item	Ausprägung	Punkte
Bereitschaft zur Mitarbeit	Kontinuierliche Mitarbeit	0
	Mitarbeit nach Aufforderung	1
	Nur nach Aufforderung	2
	Keine Mitarbeit	3
Vorliegende, akute Atemwegs-erkrankung	Keine	0
	Leichter Infekt (Nase/Rachen)	1
	Bronchialinfekt	2
	Lungenerkrankung	3
Frühere Lungen-erkrankung	Keine	0
	Leichte »grippale« Infekte	1
	Schwere Verläufe	2
	Mit bleibender Einschränkung der Atmung	3
Immunschwäche	Keine	0
	Leicht (lokale Infektion)	1
	Erhöhte	2
	Völlige	3
Raucher bzw. Passivraucher	Nichtraucher, geringfügig Passivraucher	0
	6 leichte Zigaretten/Tag oder regelmäßig Passivraucher	1
	6 starke Zigaretten/Tag oder regelmäßig Passivraucher	2
	Mehr als 6 starke Zigaretten/Tag oder ständig Passivraucher	3

■ Tab. 2.4 (Fortsetzung)

Item	Ausprägung	Punkte
Schmerzen	Keine	0
	Leichte (Dauer-)Schmerzen	1
	Mäßige Schmerzen, atmungs-beeinflussend	2
	Wie vorher, jedoch: stark	3
Schluckstörungen	Keine	0
	Bei flüssiger Nahrung	1
	Bei breiiger Nahrung	2
	Komplette Schluckstörung	3
Manipulative orotracheale Maß-nahmen	Keine	0
	Nasen- und Mundpflege	1
	Oronasale Absaugung	2
	Oronasale und endotracheale Absaugung	3
Mobilitäts-einschränkungen	Keine	0
	Gehhilfen	1
	Hauptsächlich Bettruhe	2
	Völlige Immobilität	3
Berufstätigkeit in lungengefähr-dendem Beruf	Nicht lungengefährdend	0
	<2 Jahren	1
	2–10 Jahre	2
	>10 Jahre	3
Intubationsnarkose/Beatmung	Keine in den letzten 3 Wochen	0
	Kurze (<2 h)	1
	Länger (>2 h)	2
	Lang (>12 h)	3

▢ Tab. 2.4 (Fortsetzung)

Item	Ausprägung	Punkte
Bewusstseinslage	Keine Einschränkung	0
	Leichte Einschränkung (reagiert adäquat auf Ansprache)	1
	Reagiert inadäquat	2
	Keine Reaktion auf Ansprache	3
Atemanstrengung, Zwerfell- und Thoraxatmung	Ohne Anstrengung	0
	Mit Anstrengung	1
	Mit großer Hilfestellung	2
	Keine Zwerchfell- und Thoraxatmung möglich	3
Atemfrequenz	14–20 Atemzüge/min	0
	Atmung unregelmäßig	1
	Brady- oder Tachypnoe	2
	Atmung sehr unregelmäßig	3
Medikamente mit atemdepressiver Wirkung	Keine	0
	Unregelmäßige Einnahme, geringe Atemdepression	1
	Regelmäßige Einnahme, mäßige Atemdepression	2
	Regelmäßige Einnahme speifisch atemdepressiver Arzneimittel (z. B. Opiate, Barbiturate)	3

0–6 Punkte: nicht gefährdet
7–15 Punkte: gefährdet
16–45 Punkte: stark gefährdet

Anpassungen vorzunehmen, damit die Zufriedenheit im therapeutischen Team gegeben ist.

Die Einführung solcher Maßnahmen ist zunächst anspruchsvoll und zeitintensiv. Jedoch ermöglichen diese Instrumente bei dauerhafter Anwendung eine standardisierte, qualitätsorientierte Pflege und Behandlung des Patienten. Gerade für die interdisziplinäre Kommunikation ist dies wichtig, denn hierdurch lässt sich ein hochwertiger, zielorientierter Austausch auf Augenhöhe ermöglichen. Gerade in der Visitensituation lassen sich individuelle Probleme der Patienten und die daraus abzuleitenden Maßnahmen genau festlegen.

Schließlich sind viele dieser Scoringinstrumente zwar eher pflegeorientiert, jedoch sind die Probleme, z. B. Delir oder Pneumonie, nicht ausschließlich durch pflegerische Maßnahmen, sondern auch durch ärztliche Therapien zu behandeln.

Praxistipp

Wenn Sie in Ihrer Einrichtung Scoringinstrumente einsetzen, sorgen Sie dafür, dass die erarbeiteten Ergebnisse in der Kommunikation eine Rolle spielen. Dies erreichen Sie, wenn Sie in verschiedenen Situationen diese Messinstrumente selbst einsetzen und auch erfragen.

2.1.6 Professionelle Kommunikation gibt Wissen weiter

In der Diskussion über professionelle Kommunikation zwischen den am Behandlungsprozess beteiligten Berufsgruppen stellt sich die Frage: Leiten Pflegende nur Pflegende an und leiten Ärzte nur Ärzte an? Im Idealfall sollte diese Frage mit

■ Tab. 2.5 CAM-ICU

1. Akuter Beginn oder schwankender Verlauf		
Ist der geistige Zustand des Patienten anders als vor der Erkrankung?		
Oder: Gab es in den letzten 24 Stunden Änderungen des geistigen Zustands?	Nein	Stopp kein Delir
	Ja	Weiter zu Frage 2
2. Aufmerksamkeitsstörung		
Lesen Sie die folgenden 10 Buchstaben vor:		
A N A N A S B A U M		
Punktevergabe: 1 Fehler, wenn der Patient bei »A« nicht die Hand drückt oder wenn der Patient bei einem anderen Buchstaben als bei »A« die Hand drückt	<3 Fehler	Stopp kein Delir
	>3 Fehler	Weiter zu Frage 3
3. Bewusstseinsstörung (aktueller RASS)	Wenn RASS=0	Weiter zu Frage 4
+4: *Streitlustig*		
Offenkundig aggressives und gewalttätiges Verhalten, unmittelbare Gefahr für das Personal		
+3: *Sehr agitiert*		
Zieht oder entfernt Schläuche oder Katheter, aggressiv		
+2: *Agitiert*		
Häufige ungezielte Bewegung, atmet gegen das Beatmungsgerät		
+1: *Unruhig*		
Ängstlich aber Bewegungen nicht aggressiv oder lebhaft		

0: Aufmerksam und ruhig

-1: Schläfrig
Nicht ganz aufmerksam, aber erwacht (Augen öffnen/Blickkontakt) anhaltend bei Ansprache (> 10 Sekunden)

-2: Leichte Sedierung
Erwacht kurz mit Blickkontakt bei Ansprache (< 10 Sekunden)

-3: Mäßige Sedierung
Bewegung oder Augenöffnung bei Ansprache (aber ohne Blickkontakt)

-4: Tiefe Sedierung
Keine Reaktion auf Ansprache, aber Bewegung oder Augenöffnung durch körperlichen Reiz

-5: Nicht erweckbar
Keine Reaktion auf Ansprache oder körperlichen Reiz

Wenn RASS nicht »0« ist → Stopp: Patient ist delirant!

4a. Unorganisiertes Denken
1. Schwimmt ein Stein auf dem Wasser?
2. Gibt es Fische im Meer?
3. Wiegt ein Kilo mehr als zwei Kilo?
4. Kann man mit einem Hammer einen Nagel in die Wand schlagen?

		Stopp
> 2 Fehler		Patient ist delirant
0–1 Fehler		Kein Delir

4b. Unorganisiertes Denken
Sagen Sie dem Patienten »Halten Sie so viele Finger hoch« (zeigen Sie 2 Finger) – »Jetzt machen Sie dasselbe mit der anderen Hand« (ohne dass erneut die Anzahl der gewünschten Finger gezeigt wird). Falls der Patient nicht beide Arme bewegen kann, wird für den 2. Teil der Frage die Anleitung »Fügen Sie noch einen Finger hinzu« gegeben.

		Stopp
0–1 Fehler		Kein Delir
> 2 Fehler		Stopp! Patient ist delirant

◻ Tab. 2.6 Screening auf Mangelernährung im Krankenhaus – Nutritional Risk Screening (NRS 2002). Empfohlen von der Europäischen Gesellschaft für Klinische Ernährung und Stoffwechsel (ESPEN). (Mod. nach Kondrup J et al., Clinical Nutrition 2003; 22: 415–421)

Vorscreening

Ist der Body-Mass-Index <20,5?	☐ ja	☐ nein
Hat der Patient in den vergangen 3 Monaten an Gewicht verloren?	☐ ja	☐ nein
War die Nahrungszufuhr in der vergangenen Woche vermindert?	☐ ja	☐ nein
Ist der Patient schwer erkrankt (z. B. Intensivpflege)?	☐ ja	☐ nein

- Wird eine dieser Fragen mit »Ja« beantwortet, wird mit dem Hauptscreening fortgefahren.

- Werden alle Fragen mit »Nein« beantwortet, wird der Patient wöchentlich neu gescreent.

- Wenn für den Patienten z. B. eine große Operation geplant ist, sollte ein präventiver Ernährungsplan verfolgt werden, um dem assoziierten Risiko vorzubeugen.

Hauptscreening

Störungen des Ernährungszustands	Punkte +	Krankheitsschwere	Punkte
Keine	0	Keine	0
Mild: - Gewichtsverlust > 5%/3 Monaten oder - Nahrungszufuhr <50–75% des Bedarfs in der vergangenen Woche	1	Mild: z. B. Schenkelhalsfraktur, chronische Erkrankungen mit Komplikationen: Leberzirrhose, COPD, Dialyse, Diabetes, Tumor	1
Mäßig: Gewichtsverlust >5%/2 Monaten oder BMI 18,5–20,5 und Reduzierter Allgemeinzustand oder Nahrungszufuhr 25–50% des Bedarfs der in der vergangenen Woche	2	Mäßig: z. B. große Bauchchirurgie, Apoplex, schwere Pneumonie, hämatologische Krebserkrankung	2
Schwer: Gewichtsverlust >5%/1 Monat (<15%/3 Monate) oder BMI <18,5 und Reduzierter Allgemeinzustand oder Nahrungszufuhr 0–25% des Bedarfs in der vergangenen Woche	3	Schwer: z. B. Kopfverletzungen, Knochenmarktransplantation, intensivpflichtige Patienten (APACHE-II >10)	3

+ 1 Punkt wenn Alter >70 Jahre

≥3 Punkte: Ernährungsrisiko liegt vor, Erstellung eines Ernährungsplans.

<3 Punkte: Wöchentlich wiederholtes Screening. Wenn für den Patienten z. B. eine große Operation geplant ist, sollte ein präventiver Ernährungsplan verfolgt werden, um das assoziierte Risiko zu vermeiden.

»Nein« beantwortet werden. Natürlich ist das fachliche Wissen durch Unterschiede gekennzeichnet, dennoch ist es sinnvoll, die Aufgabe des Anleitens zu teilen. Denn getreu dem Motto »Wissen ist das einzige Gut, das sich vermehrt, wenn man es teilt« ist in der interdisziplinären Zusammenarbeit Lernen durch und mit allen Berufsgruppen hinweg förderlich.

Lernen am Modell

Lernen am Modell oder synonym Beobachtungslernen, Nachahmungslernen, Imitationslernen, etc. beschreibt eine Lerntheorie, bei der ein menschliches Vorbild dem lernenden Kollegen als Modell dient. Das bedeutet, das Verhalten einer anderen Person wird vom lernenden Kollegen wahrgenommen und auf sein eigenes Verhalten adaptiert und angewendet. Das Belohnungssystem wird in diesem Fall nicht verwendet, lediglich die Sympathie oder Antipathie aktiviert das Beobachten der anleitenden Pflegefachkraft. Wenn der lernende Kollege eine Antipathie gegenüber dem Modell verspürt, spricht man von einer Nullwirkung. Denn der Lernende will auf gar keinen Fall so werden, wie das Modell.

Die »Lernen-am-Modell-Lerntheorie« ist im Vergleich zu anderen Theorien eine aktive Lernmethode. Der lernende Kollege kann vollständig neue Verhaltensweisen erlernen oder bestehende eigene Verhaltensweisen überprüfen und anpassen. Bereits erlernte, aber nicht aktive Verhaltensweisen können durch das Modell wieder hervorgerufen werden, dies ist ein sog. diskriminativer Hinweisreiz.

Damit Lernen durch Beobachtung überhaupt stattfinden kann, müssen beim lernenden Kollegen vier Prozesse ablaufen:

- **Aufmerksamkeitsprozess:** Damit das Gesehene überhaupt aufgenommen werden kann.
- **Gedächtnisprozess:** Damit sich das Gesehene in einer Gedächtnisspur niederschlägt und sich später daran erinnert werden kann.

- **Motorische Reproduktionsprozesse:** das Beobachtete zeigt sich in einer Handlung.
- **Motivations- und Verstärkungsprozesse:** Handlung tritt erst ein, wenn das Individuum entsprechend motiviert ist.

Der Erfolg durch Lernen am Modell ist geprägt durch das Verhältnis von Pflegefachkraft und lernenden Kollegen. Denn durch die Vorbildfunktion des Modells kann der lernende Kollege eigene Ziele und Persönlichkeitsprofile erreichen. Wenn die Beziehung von allgemein freundlicher Zuwendung, Anerkennung und Lob gekennzeichnet ist, wird vom lernenden Kollegen zum Gelehrten ein positiver emotionaler Bezug hergestellt. Durch diese sekundäre Verstärkung wird das Lernen vereinfacht. Im medizinischen Bereich haben deshalb Pflegefachkräfte eine einzigartige pädagogische Rolle: Sie verleihen dem Pflegeberuf ein Gesicht und verkörpern ihn vorbildhaft.

Man kann zusammenfassen, Lernen wird begünstigt durch…

- Impulse von außen, ausgelöst durch:
  - Antrieb,
  - Interesse,
  - Neugier,
  - Ehrgeiz,
  - Freude,
  - Druck oder Zwang.
- Einen inneren Prozess:
  - Wiederholen,
  - Methoden,
  - Verknüpfen.
- Die Veränderung der Kompetenz:
  - Wissen,
  - Handeln können,

— Erfolg,
— Feedback geben und erhalten.

Dieses Modell beschreibt in einer ausführlichen Art und Weise eine Lehr- und Lernoption, die tagtäglich in allen Bereichen stattfindet. Sei es die neue Kollegin, die sich ihre Praxisanleiterin in einer besonders heraufschauenden Weise als Vorbild nimmt und Umgangsweisen blitzschnell übernimmt. Oder der neue Assistenzarzt, der erst seit zwei Wochen auf Ihrer Station arbeitet und die Prozesse und Strukturen des Krankenhauses nur aus der Theorie kennt und besonders erleichtert ist, wenn er von der Pflegefachkraft in schnell stattfindenden Situationen angeleitet und unterstützt wird.

> **Praxistipp**
>
> Achten Sie darauf, in welchen Situationen Wissen an andere Berufsgruppen weitergegeben wird. Sie werden erstaunt feststellen, wie viel Teamarbeit bereits vorhanden ist.

2.1.7 Resümee

Um im interdisziplinären Team den gemeinsamen Auftrag zu erfüllen, spielen viele Punkte eine zusammenhängende Rolle. Das Selbstbewusstsein der Pflegefachkräfte stellt einen sehr wichtigen Punkt dar. Mit der fundierten Ausbildung und der Teamarbeit, die Pflegefachkräfte »leben«, ist eine interdisziplinäre Zusammenarbeit gleichsam, zielorientiert, respektvoll und auf Augenhöhe zu bewältigen. Zusammengefasst sind diese Punkte in einer professionellen Kommunikation bedeutsam:

- Findet auf Augenhöhe statt,
- verwendet die Sachebene,
- inkludiert (medizinische) Fachsprache,
- ermöglicht das Anwenden von Scoringsystemen,
- ist respektvoll und menschlich,
- gibt Wissen weiter,
- verhindert Konflikte,
- ist lösungsorientiert,
- kostet weniger Zeit.

2.2 Reiner Informationsaustausch oder konstruktive Zusammenarbeit?

Um zu überprüfen, welche Antwort auf diese Frage die richtige ist, bedarf es einer genauen Betrachtung der Teamsituation. Welche Anforderungen werden an diese Situation gestellt? Dabei spielen unterschiedliche Facetten eine Rolle, die im Folgenden näher beschrieben sind. Automatisch findet eine Bewertung des Miteinanders bei jeder Begegnung statt. Wenn dies nicht der Fall ist, kann es schnell zu Konflikten bzw. Missverständnissen kommen.

Herr Gruber ist nicht verlegungsfähig

Susanne arbeitet auf einer IMC-Station und wird informiert, dass der von Ihr betreute Patient, Herr Gruber, auf die Allgemeinstation verlegt werden soll. Herr Gruber ist vor 30 Tagen an der Leber operiert worden und hat im Verlauf einige Komplikationen durchlitten. Dies machte eine längerfristige Beatmung auf der Intensivstation nötig. Jetzt ist er seit etwa 7 Tagen auf der IMC. Seine Genesung macht Fortschritte, jedoch sind die körperlichen Kräfte noch schwach. Herr Gruber schafft es mit Unterstützung lediglich einige Schritte zu gehen. Außerdem ist Susanne beim Dienstbeginn aufgefallen, dass Herr Gruber hyperton und im Verlauf bradykard ist.

Sie zweifelt an der Verlegungsfähigkeit von Herrn Gruber auf die Allgemeinstation.

Betrachtet man diese Situation genauer, fallen zwei unterschiedliche Ziele auf:

- Die Stationsärztin möchte Herrn Gruber unbedingt verlegen, da der Bettplatz auf Station dringend benötigt wird. Sie ist der Ansicht, dass die Therapie des Hypertonus auch auf Allgemeinstation für den Patienten befriedigend erfolgen kann.
- Die Pflegefachkraft Susanne ist der Ansicht, dass eine solche Therapie nicht auf der Allgemeinstation durchgeführt werden kann, da die personellen Ressourcen sehr begrenzt sind und eine kontinuierliche Blutdrucküberwachung nicht gewährleistet ist. Außerdem kann Herr Gruber nur wenig gefördert werden, was den Genesungsprozess verlängert bzw. sogar zu weiteren Komplikationen führen kann. Dies hat nichts mit der Kompetenz der Station zu tun, sondern eher damit, dass Herr Gruber die Anforderungen für eine Allgemeinstation noch nicht erfüllt.

2.2.1 Welches Ziel hat die Begegnung?

Im Berufsalltag auf Station oder in vergleichbaren Settings hat jede Gesprächsaufnahme zwischen Personen unterschiedlicher Berufsgruppen ein Ziel. Je nachdem wer die Kontaktaufnahme sucht, ist das Ziel unterschiedlich. Ob es nun die schnelle Informationsweitergabe zwischen den Tätigkeiten ist (»*Der Patient benötigt noch seine Heparinspritze*«) oder ein Gesprächssetting, das einen offiziellen Namen trägt (Visite) spielt dabei keine Rolle. Wichtig ist, dass sich die Kommunikationspartner im Gespräch ihrem evtl. unterschiedlichen Ziel anpassen. Dabei sind alle vorher genannten Kommunikationsregeln entscheidend.

> ❯ **Um sich im Zielkonflikt anzunähern, ist es entscheidend zu verstehen, wer welches Ziel verfolgt.**

Dies kann durchaus auch durch aktives Nachfragen verdeutlicht werden. In solchen Situationen wird manchmal klar, dass die Kontaktaufnahme nicht der Verfolgung eines definierten Ziels begann, sondern die eigenen Ansprüche undeutlich sind. So ist es möglich, dass die Stationsärztin sich dem Ziel »Der Patient wird verlegt« gar nicht sicher ist und eher das Gespräch suchte, um gemeinsam festzulegen, ob die Verlegungsfähigkeit des Herrn Gruber gegeben ist.

So lassen sich anhand des Fallbeispiels weitere, verschiedene Möglichkeiten des Kommunikationswegs zeigen.

■ Reine Informationsweitergabe
Herr Gruber wird verlegt
Die Stationsärztin kommt zur Pflegefachkraft Susanne und teilt ihr mit, dass Herr Gruber auf die Allgemeinstation verlegt wird. Die Pflegefachkraft nimmt diese Information auf und ist besorgt, da Herr Gruber ihrer Meinung nach noch nicht verlegungsfähig ist. Sie äußert ihre Bedenken nicht, da sie die Information als unveränderliche Aufforderung wahrgenommen hat. Sie ist verärgert.

Im Grunde ist eine reine Informationsweitergabe nichts anderes als ein Monolog. Es findet kein Gespräch statt, unterschiedliche Standpunkte werden nicht verdeutlicht. Es wird ausschließlich dafür gesorgt, dass die Information von Person A zu Person B oder Team C weitergegeben sind.

Selbstverständlich hat auch diese Form der Kommunikation zwischen den verschiedenen Berufsgruppen ihre Berechtigung. Manchmal ist es nicht notwendig, verschiedene

Ziele (Standpunkte) ausführlich auszutauschen – z. B. in Notfallsituationen.

Als ein gutes Beispiel dieser Form der Kommunikation (Informationsweitergabe) dient ein Übergabegespräch in aller Regel. Selbst in der eigenen Berufsgruppe wird aktives Nachfragen eher als störend empfunden. Therapieziele und Grundsätzliches werden während einer Visitensituation dargestellt.

■ Konstruktive Zusammenarbeit
Ich würde Herrn Gruber gerne verlegen, weil …

Die Stationsärztin sucht mit der Pflegefachkraft Susanne das Gespräch um ihr mitzuteilen, dass Herr Gruber auf die Allgemeinstation verlegt wird. Susanne äußert ihre Bedenken und bittet die Stationsärztin diese Entscheidung zu reflektieren. Schließlich war Herr Gruber heute Morgen noch eher instabil und benötigt mehr pflegerische Zuwendung, um die Fortschritte in der Genesung auszubauen. Die Stationsärztin äußert ihre Überlegungen, weshalb sie der Überzeugung ist, Herr Gruber könne heute verlegt werden. Sie ist der Meinung, dass er an diesem Punkt nicht mehr von der intensivmedizinischen Überwachung profitiert, sondern eher in seiner Selbstständigkeit blockiert wird. Diese Meinung teilt die Pflegende grundsätzlich. Im konstruktiven Gespräch legen beide fest, Herrn Gruber bis heute Nachmittag zu beobachten und dann zu entscheiden.

Beide Gesprächspartner haben ein positives Gefühl und sind der Meinung, ihren Standpunkt ausreichend darstellen zu können. Sie verfolgen zwar u. U. nicht das gleiche Ziel, sie haben sich jedoch deutlich angenähert und haben einen Kompromiss gefunden.

Bei einem Kompromiss geht es nicht ausschließlich darum, die Forderungen der einzelnen Gesprächspartner aufzugeben, sondern einen Konsens also eine Gemeinsamkeit zu finden, die es beiden Gesprächspartnern ermöglicht:

- gegenseitige Akzeptanz und
- gegenseitige Wertschätzung zu verspüren.

Diese Forderungen sollten im Vordergrund stehen, damit ein konstruktives Miteinander ermöglicht werden kann.

2.2.2 Wertschätzung

Dieses Wort ist mittlerweile fast inflationär in aller Munde. Es steht für eine positive Bewertung eines anderen Menschen Sein. Wertschätzung bedeutet eben nicht das Gegenüber auf sein Tun zu beschränken, sondern ihn **als Ganzes** positiv wahrzunehmen. Grundsätzlich ist ein wertschätzendes Verhalten eher leistungsneutral. Aber Leistung gibt immer wieder Anlass, wertschätzende Worte dcm Gegenüber zu vermitteln.

Jemanden wert zu schätzen bedeutet gleichzeitig Respekt, Wohlwollen und Anerkennung zu transportieren. Dies kann signalisiert werden durch Zugewandtheit, Interesse, Aufmerksamkeit und Freundlichkeit (◨ Abb. 2.2). Interessant an der Wertschätzung ist, dass sie nicht nur das Selbstbewusstsein des Empfängers steigert, sondern auch das des Gebers.

Praxistipp

Lob zu verteilen und zu erhalten ist aktiv gelebte Wertschätzung. Die Botschaft, die gesendet wird, wird auch wieder zurückgesendet. Das bedeutet: Verteilen Sie Lob und Sie erhalten Lob. Spüren Sie, wie Ihr positives Empfinden gesteigert wird, wenn Sie Lob verteilen.

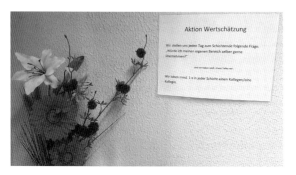

❏ **Abb. 2.2** Lob verteilen

2.2.3 Welche zeitlichen Rahmenbedingungen sind vorhanden?

In einer Welt, in der Zeit das teuerste Gut ist, ist es selbstverständlich enorm wichtig, diese Ressource nicht übermäßig zu beanspruchen. Je kürzer die Begegnung des ansprechenden Gesprächspartners geplant ist, desto schneller müssen die Informationen ausgetauscht werden, damit das Ziel beider Parteien deutlich werden kann. Dabei können natürlich schnell Missverständnisse entstehen, die die Zusammenarbeit teils nachhaltig stören können. Deshalb sollte schon vor der Kontaktaufnahme klar sein, welches Ziel transportiert werden muss. Wenn das Problem erkannt wurde aber noch keine Lösung, sollte dies klar kommuniziert werden.

Susanne überlegt

»Ich bin mir nicht sicher, Herrn Gruber zu verlegen, schließlich war er heute Morgen noch stark hyperton und bradykard.«
Vielleicht fehlte der Stationsärztin diese Information zum Zeitpunkt der Entscheidungsfindung. Nun hat sie die Gelegenheit darauf zu reagieren.

Selbstverständlich ist eine Visite zeitlich nicht unbegrenzt möglich. Dennoch ist der zeitliche Spielraum eher größer, da alle beteiligten Gesprächsparteien die Zeit pro Patient flexibel anpassen können. Bei Patient A dauert die Visite nur sehr kurz, da er morgen entlassen wird. Bei Patient B dauert die Visite deutlich länger, da durch die durchgeführten diagnostischen Maßnahmen eine Therapieentscheidung möglich ist. Aus diesem Grund ist es manchmal sinnvoll, auf die Visite zu warten, um Fragen und Bedürfnisse zu klären, bei denen keine zeitnahe Entscheidung notwendig ist.

> **Praxistipp**
>
> Überprüfen Sie Ihre eigenen Ziele in der Kommunikation mit anderen Beteiligten. Dabei kann SMART, die folgende Formulierungshilfe zur besseren Verständlichkeit der Ziele, unterstützend wirken.
> - **S** pezifisch (der Situation angepasst)
> - **M** essbar, überprüfbar
> - **A** ttraktiv, aktionsorientiert
> - **R** ealistisch (erreichbar)
> - **T** erminiert

Siehe auch ► Kap. 5.

2.2.4 Welche Infrastruktur steht zur Verfügung?

Telefonische Erreichbarkeit Sind die Beteiligten jederzeit (während der Arbeitszeit) telefonisch erreichbar? Ist dies der Fall, sind Prozesse deutlich schneller durchzuführen. Nachteil ist, Ansprachen sind jederzeit möglich ohne die zeitliche Ressource des Gesprächsempfängers zu überprüfen. Weiterer potenzieller Nachteil: Die Mimik, Gestik und Körper-

sprache im Allgemeinen gehen verloren, Missverständnisse
können schneller entstehen. Ein weiterer Nachteil im Zuge
der Etablierung der Kommunikation via Telefon ist die Tatsache, dass häufig persönliche Gespräche eine niedrigere
Priorität haben, als das (ankommende) Telefongespräch.

**PDMS (Patientendatenmanagementsystem) – elektroni-
sche Dokumentation** Ist diese Möglichkeit auf der Station
bzw. in der Klinik möglich, sind viele »Zeitfresser« unnötig,
da alle Informationen über einen Patienten von jedem zuge-
lassenen Computerarbeitsplatz einsehbar sind. Lästiges Kur-
vensuchen fällt weg, alle Beteiligten sprechen die gleiche
Sprache, da alle den gleichen Informationsstand haben. Aber
auch hier liegt der Nachteil auf der Hand: Eine zeitnahe Dokumentation ist erforderlich, damit Entscheidungen schneller anhand der vorliegenden Daten erfolgen können. Das
bedeutet, dass eine zeitnahe Dokumentation der Ereignisse
zwingend erforderlich ist. Dabei kann ein entsprechender
Druck entstehen, der die Prioritäten verlagert.

KIS (Krankenhausinformationssystem) Es muss natürlich
nicht immer das PDMS sein, in den allermeisten Kliniken
stehen solche KI-Systeme zur Verfügung. Nicht als Alternative zum PDMS, sondern als eine wichtige Ergänzung. Hier
werden alle Informationen zum Patienten gesammelt und
auf Abruf dargestellt, z. B. Name, Diagnose, Nebendiagnosen, Operationen, Prozeduren, Laborwerte, mikrobiologische und pathologische Befunde, Röntgenbilder, Arztbriefe,
etc. Je mehr Computerarbeitsplätze zur Verfügung stehen,
umso besser sind die notwendigen Informationen innerhalb
des Behandlungsteams austauschbar.

2.2.5 **Wie ist die Organisation strukturiert?**

Wenn man in diesem Zusammenhang von Organisation spricht, ist damit die Einrichtung, das Krankenhaus, Wohneinheit oder die Intensivstation, gemeint. Details einzelner Prozesse sind selbstverständlich auf den Bereich anzupassen. Dennoch gibt es einige Gemeinsamkeiten, die unter Umständen die Prozesse vereinfachen können und somit Zeit sparen bzw. Arbeitsabläufe vereinfachen.

Dabei müssen folgende Fragen geklärt werden:

- Befinden sich in den Teams der Pflegefachkräfte im Überwiegenden die gleichen Menschen?
- Finden auf der Station regelmäßige Rotationen der angehenden Fachärzte statt?
- Gibt es ärztliche Kollegen, die dauerhaft auf der gleichen Station arbeiten?
- Ist ein Stationsarzt andauernd ansprechbar, persönlich oder telefonisch?
- Gibt es das Prinzip der pflegerischen Schichtleitung?

Je nachdem wie die Fragen beantwortet können, sind Unterschiede in der Kommunikation spürbar. In aller Regel sind die pflegerischen Teams eher kollegenorientiert und arbeiten längere Zeit im gleichen Bereich. Dabei entsteht eine besondere Sicherheit im Umgang mit dem zu betreuenden Patientenklientel. Durch die langjährige Erfahrung werden selbstverständlich auch medizinische Prozesse, Therapieentscheidungen und nötige pflegerische Maßnahmen im Besonderen verstanden und angewendet. Dadurch ist es durchaus möglich Entscheidungen, die nicht zum pflegerischen Aufgabengebiet gehören mit zu treffen bzw. zu beeinflussen, so z. B. medikamentöse Therapien oder radiologische Untersuchungen zu initiieren. Selbstverständlich werden diese Maßnahmen nicht eigenverantwortlich durchgeführt, aber sie werden bei geeigneter Situation mit dem ärztlichen Kollegen durchgesprochen.

Im Bereich der ärztlichen Kollegen finden häufige Rotationen statt. Die ärztlichen Mitarbeiter sind in vielen unterschiedlichen Bereichen und auf unterschiedlichen Stationen tätig, da dort Patienten der gleichen medizinischen Disziplin versorgt werden. Trotzdem gibt es zwischen den einzelnen Stationen deutliche Unterschiede in den Abläufen. Diese sind in aller Regel langjährig entstanden, auf das pflegerische Team abgestimmt und organisiert. So gibt es z. B. Unterschiede bei den Blutentnahmen: Welche Werte gehören zu der großen Routine, zu welcher Uhrzeit werden die Werte abgenommen, etc.? Dabei entstehen im Team der ärztlichen Kollegen selbstverständlich Unsicherheiten, die gemeinsam bearbeitet werden sollten.

> **Praxistipp**
>
> In einigen Bereichen ist es selbstverständlich, dass neue ärztliche Kollegen in ihrer Einarbeitung auch eine festgelegte Zeit durch eine Pflegefachkraft eingearbeitet werden. Könnten Sie sich das in Ihrem Bereich vorstellen?

2.2.6 Findet das Gespräch am Patientenbett statt oder in einem geschützten Rahmen?

Sicherlich ist das eine der entschieden wichtigsten Fragen über das Gelingen des Gesprächs und den Austausch des Ziels. Schließlich ist die Wertschätzung des Gegenübers der Garant für einen respektvollen Umgang miteinander. Manchmal gibt es Situationen, in denen eine Unsicherheit des behandelnden Teams nicht spürbar werden darf. Dies gilt insbesondere beim direkten Patientenkontakt. Ein solches Kritikgespräch muss immer außerhalb des Patienten-zimmers geführt werden. So behalten beide Parteien gegen-über den Patienten ihr Gesicht.

Bei unserem Beispiel könnten auch die Bedenken der Pflegekraft in Bezug auf die Verlegung Skepsis, Sorgen und Unsicherheiten hervorrufen, wenn beide Beteiligten dieses Gespräch im Beisein des Patienten führen.

Wie sag ich es am Besten – so nicht

Die Stationsärztin kommt zu Herrn Gruber, den Susanne gerade beim Rasieren unterstützt und sagt: »*Herr Gruber, Sie haben es geschafft und können endlich die IMC verlassen. Wir wollen Sie auf Allgemeinstation verlegen.*« Susanne ist entsetzt und sagt: »*So hyperton und bradykard, wie Herr Gruber heute Morgen war, halte ich das nicht für eine gute Idee.*«

So könnte der Patient – je nach Sympathie – eine unterbe-wusste Entscheidung treffen, wem er mehr vertraut. Vertraut Herr Gruber Susanne, könnte er der Meinung sein, dass die Stationsärztin eine falsche Entscheidung trifft, wenn er ver-legt würde. Im folgenden Behandlungsprozess könnte das zu Unstimmigkeiten zwischen Ärztin und Pflegekraft führen. Liegt die Sympathie eher auf Seiten der Ärztin, könnte es sein, dass Herr Gruber der Arbeit der Pflegefachkraft nicht mehr vertraut und sie als unwissend ansieht.

Wie sag ich es am Besten – gut reagiert

Die Stationsärztin kommt zu Herrn Gruber, den Susanne gera-de beim Rasieren unterstützt und sagt: »*Herr Gruber, Sie haben es geschafft und können endlich die IMC verlassen. Wir wollen Sie auf Allgemeinstation verlegen.*« Susanne ist entsetzt, sie fängt sich sofort und sagt: »*Frau Dr. Müller, ich würde gerne kurz mit Ihnen sprechen, nachdem Herr Gruber mit dem Rasieren fertig ist. In 5 Minuten bin ich am Pflegestützpunkt. Wäre das ok?*« Die Stationsärztin ist etwas irritiert, sagt aber: »*Klar, bis gleich.*«

Führen die Beiden das in ▶ Abschn. 2.2.1 skizzierte Gespräch außerhalb des Patientenzimmers, äußern beide ihre Argumente und einigen sich auf ein gemeinsames Ziel und v. a. auf eine gemeinsame Kommunikation gegenüber Herrn Gruber mit Inhalt: Wir überprüfen heute Mittag erneut, ob Sie auf die Allgemeinstation verlegt werden können. So behalten beide Personen ihr Ansehen.

Die Situation hätte von vornherein konfliktärmer gestaltet werden können, wenn die Stationsärztin folgendes Vorgehen gewählt hätte.

Wie sag ich es am Besten – optimal

Die Stationsärztin kommt zur Pflegefachkraft Susanne, die gerade Herrn Gruber beim Rasieren unterstützt und sagt: »*Susanne, könnten Sie bitte gleich einmal zu mir zum Pflegestützpunkt kommen, ich möchte kurz etwas wegen der Verlegung besprechen.*«

2.2.7   Wie ist die Pflegefachkraft im Team sozialisiert?

Unbewusste Hierarchien gibt es in jedem Team. Wahrscheinlich hängen die Hierarchien auch von der Teamgröße ab: je kleiner das Team, desto größer die Hierarchien. Um auf diesen unbewussten Hierarchiestufen nach oben zu klimmen, spielen folgende Punkte eine Rolle:

- **Fachkompetenz:** Unter Fachwissen versteht man die Möglichkeit, Aufgaben und Sachverhalte von den üblichen/standardisierten Qualitätsansprüchen zu lösen. Dabei spielt die eigene berufliche Ausbildung, aber auch weiterführende Fort- und Weiterbildungen eine Rolle. Je länger die Pflegefachkraft auf der Station tätig ist, umso größer ist ihre Erfahrung und die daraus resultierende Fähigkeit, komplexe Zusammenhänge zu verstehen und Probleme anzupacken.

- **Sozialkompetenz:** Bei dieser Form der Kompetenz oder persönlicher Eigenschaften geht es v. a. um den Umgang mit anderen Beteiligten, z. B. Kollegen, Patienten und Angehörigen. Ausgezeichnet wird diese Kompetenz durch die Verwendung der Fachsprache, eine eigene Meinung zu artikulieren und zu vertreten. Außerdem geht es um die Aufnahme von Beziehungen, z. B. zu neuen Kollegen und diese Beziehungen durch Kontaktaufnahme, Wertschätzung und Akzeptanz zu pflegen.
- **Methodenkompetenz:** Eine Pflegefachkraft zeichnet sich durch eine hohe Methodenkompetenz aus, indem sie Pflegeprozesse initiiert (z. B. durch Pflegeanordnungen), Pflegekonzepte problemorientiert plant und durchführt oder durch geeignete Methoden Problemlösungen findet.
- **Persönliche Kompetenz:** Bei dieser Kompetenz spielt der eigene Charakter, die eigene Menschlichkeit die führende Rolle. Schlagwörter, wie Verantwortung übernehmen, Entscheidungen treffen, seine eigenen Grenzen zu spüren und zu zeigen, definieren diese Eigenschaft. Außerdem geht es darum eigene Entscheidungen, v. a. Fehlentscheidungen zu akzeptieren und zu reflektieren.

All diese Eigenschaften machen den persönlichen Stand in einem Team aus. Der Vorteil im pflegerischen Bereich ist die langjährige Zusammenarbeit. Dabei können alle Beteiligten erkennen, welche Fortschritte der Einzelne macht und dabei durch Fluktuation und persönliche Leistung nach oben schreiten. Mit Fluktuation ist der Weggang von älteren Kollegen und der Zugang von jüngeren Kollegen gemeint. Dabei geht es aber nicht um das persönliche Alter, sondern um die Erfahrungen, die im Laufe eines Berufslebens gesammelt werden, anzuerkennen.

Dies macht nicht nur in der eigenen Berufsgruppe einen besonderen Stand im Team aus, sondern auch in der Zusammenarbeit mit anderen Berufsgruppen. Auf das Beispiel zurückzukommen, kann dies bedeuten: Je älter und erfahrener die Pflegefachkraft ist, umso höher ist die Wahrscheinlichkeit, dass die Stationsärztin ihr vertraut und Herrn Gruber auf der IMC belässt.

Dies scheint im ersten Moment evtl. ungerecht. Schließlich sind die Hypertonie und die Bradykardie harte Fakten, die auf Grund der Berufserfahrung nicht anders interpretiert werden können. Der Blutdruck von 188 mmHg systolisch ist sowohl für die jüngere als auch für die ältere Kollegin eine behandlungsbedürftige Hypertonie. Jedoch kann die erfahrenere Kollegin den Sachverhalt anders interpretieren: Ihr ist aufgefallen, dass Herr Gruber seine Blutdruckmedikamente gestern Abend nicht eingenommen hat oder Herr Gruber hatte starke Rückenschmerzen, die durch Mobilisation wieder rückläufig waren. Unter diesen Gesichtspunkten ist es evtl. möglich, dass die Stationsärztin unterschiedlich reagiert.

In diesem Zusammenhang spielen auch die Kompetenzstufen nach Benner eine Rolle. Patricia Benner ist eine amerikanische Pflegewissenschaftlerin. Sie definierte die 5 Stufen der Pflegekompetenz (◗ Abb. 2.3).

■ 5 Stufen der Pflegekompetenz

Anfänger Die Pflegefachkraft hat noch keine Erfahrungen und noch kein Verständnis für das Fachgebiet. Das Wissen stammt ausschließlich aus Büchern und anderen Quellen. Regeln und Checklisten o. ä. sind notwendig, um sich in der Praxis zu recht zu finden: Einarbeitungskatalog, Stationsstandards, Expertenstandards, etc. Die Handlungen sind klar nach Plan strukturiert. Es werden Normen und Normwerte gelernt, ohne sich ein genaues Bild machen zu können, wie solche gemessenen Werte in realen Situationen zu interpretieren sind. Siehe Praxisbeispiel oben.

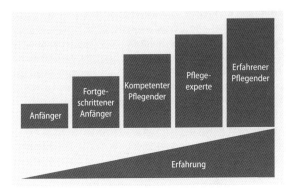

◻ **Abb. 2.3** Kompetenzstufen nach Benner

Fortgeschrittener Anfänger Der fortgeschrittene Anfänger hat als Lernender auf dieser Stufe schon einige Erfahrungen gemacht. Einzelne Aspekte von erlebten Situationen kann die Pflegefachkraft wiedererkennen. Sie lernt, indem sie auf typische Aspekte von realen Situationen aufmerksam macht. Sie hat noch Mühe, Wichtiges von Unwichtigem zu unterscheiden und entsprechend auch beim Prioritätensetzen. Dies führt zu Zeitdruck.

Kompetente Pflegefachkraft Pflegende auf dieser Stufe haben in der Regel zwei bis drei Jahre Erfahrung in der Pflege von gleichartigen oder ähnlichen Pflegesituationen. Sie haben gelernt, mit Langzeitplänen zu arbeiten, welche wichtig für die Pflege dieser Patientengruppe sind. Die Pflegefachkraft kann Wichtiges von Unwichtigem unterscheiden. Es kann u. U. allerdings noch die Flexibilität fehlen, ein rasches Ändern des Plans durchzuführen, wenn sich die Situation plötzlich ändert.

Erfahrene Pflegende Auf dieser Stufe geschieht ein qualitativer Sprung. Die Pflegefachkraft kann Situationen als Ganzes und in ihrer Komplexität erkennen. Handlungen sind von Maximen oder Leitsätzen begleitet. Leitsätze sind Tipps oder Beschreibungen von Wahrgenommenem, die geübtes Handeln ableiten und von Kollegen der gleichen Stufe verstanden werden. Das Handeln nach Standards und klar strukturierten Plänen weicht der eigenen Wahrnehmung. Situationen werden von der Pflegefachkraft in Bezug auf längerfristige Ziele wahrgenommen. Pflegende auf dieser Stufe lernen anhand von Fallstudien und eigenen herausragenden Pflegeerlebnissen.

Pflegeexperte Der Sprung als erfahrener Pflegender auf die Stufe des Pflegeexperten ist in qualitativer Hinsicht enorm. Pflegende haben hier in der Regel mindestens fünf Jahre Erfahrung in der Pflege von Patienten in ähnlichen Situationen, z. B. durch die Arbeit im gleichen Bereich. Das Handeln der Pflegefachkraft ist nicht mehr ausschließlich auf Regeln, Pläne oder Leitfäden gestützt, sondern stark intuitiv geleitet. Die Pflegefachkraft handelt überwiegend patientenorientiert und kann es im Team vertreten, gewisse Standards ignoriert zu haben.

Intuition wird von Frau Benner als Fähigkeit beschrieben, ein meisterhaftes menschliches Urteil zu treffen, was sie von Entscheidungen oder Rechnungen unterscheidet, die ein Computer machen würde. Nach Dreyfus finden sich im intuitiven Urteil sechs Elemente:

1. Das Erkennen von Mustern,
2. Ähnlichkeiten erkennen,
3. Verstehen durch den Gebrauch des Menschenverstands,
4. Fähigkeiten durch Know-how,
5. Sinn für das Wichtige und Herausragende erkennen,
6. überlegte Rationalität.

2.2.8 Wie ist der Arzt im Team sozialisiert?

Durch Rotationen und die verschiedenen, teilweise stationsunabhängigen Aufgaben eines Arztes ist die Sozialisation im Team einer Station eher schwer zu beurteilen bzw. auch in Frage zu stellen. Benötigt der Arzt ein besonderes Teamzugehörigkeitsgefühl, um zielorientiert zu arbeiten? Sicherlich ist diese Frage eher mit »Nein« zu beantworten auf Grund der Tatsache, dass zwischenmenschliche Beziehungen im Team bedingt durch den schnellen Wechsel keine Priorität haben. Einfacher würde die Sozialisation im Team die Zusammenarbeit aber in jedem Fall machen. Im ärztlichen Bereich ist der Aufstieg im Hierarchiesystem durch viele Mitarbeiter eher gewünscht, als im pflegerischen Bereich.

Als Leitwort in der interprofessionellen Zusammenarbeit geht es, wie so häufig, um das persönliche Verständnis und die Zugehörigkeit zur eigenen Berufsgruppe. Schlechte Erfahrungen mit der jeweils anderen Berufsgruppe prägen das Bild und den ersten Eindruck zwischen den Beteiligten. Selbstverständlich bedarf es von beiden Seiten gegenseitige Rücksichtnahme und die Möglichkeit, schlechte Erfahrungen nicht auf alle Beteiligten zu übertragen. Getreu dem Motto: Nicht jeder Arzt ist arrogant.

Berufspolitisch gesehen sieht es auf den ersten Blick so aus, als könnten die ärztlichen Kollegen ihre Interessen deutlich besser kommunizieren und einfordern. Dies liegt aber

v. a. an dem eigenen Selbstverständnis, die Interessen und Stärken einer Berufsgruppe bei den Verantwortlichen darzustellen. Das Selbstvertrauen in die eigene Berufsgruppe ist unter den Pflegenden deutlich gestiegen, aber nach wie vor besteht Verbesserungsbedarf.

Ein Konflikt zwischen den Berufsgruppen beginnt in den allermeisten Fällen an den Schnittstellen. Damit sind Tätigkeiten gemeint, z. B. organisatorischer oder administrativer Natur, die unklar oder gar nicht verteilt sind. Es lohnt sich in der Ebene der Führungskräfte diese Unklarheiten zu beseitigen und für die eigene Berufsgruppe einzustehen, ohne dabei die jeweils andere aus den Augen zu verlieren. Diese Harmonie zwischen eigenen Interessen und dem respektvollen Umgang mit denen der anderen Berufsgruppe lässt sich gut in das Team übertragen und damit den Umgang miteinander deutlich verbessern.

Bezogen auf das Beispiel ist eine Annäherung im Konflikt der unterschiedlichen Ziele, nämlich Herrn Gruber verlegen oder nicht verlegen, nur möglich, wenn sich beide Beteiligte auf Augenhöhe, wertschätzend und respektvoll gegenübertreten: »Ich sehe Deine Argumente und verstehe Dich.«

2.3   Hierarchien und Zusammenarbeiten im Team

2.3.1   Organigramme

Es gibt in Deutschland kaum einen anderen Arbeitsplatz, der mehr Wert auf Hierarchien legt, als der ärztliche Bereich im Krankenhaus. Eine klassische Situation dafür ist der den Chefarzt begleitende Assistenzarzt. Selbstverständlich sind Strukturen im Krankenhaus besonders wichtig, gerade in großen Kliniken arbeiten viele tausend Menschen. Damit

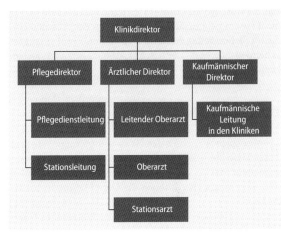

◻ **Abb. 2.4** Organigramm

aber auch in kleineren Organisationen die Unternehmensziele gemeinsam verfolgt werden können, gibt es Organigramme. Auffällig dabei ist die Differenzierung zwischen dem Verwaltungsbereich der Pflege und dem ärztlichen Dienst. Das bedeutet: Alle drei Säulen laufen parallel und haben alle ihre gleichwertige Berechtigung in einer Organisation.

Diese Organisationsstruktur wird in vielen Kliniken eingesetzt, selbstverständlich noch ergänzt durch Namen, genaue Funktionsbezeichnung und evtl. einem Foto. Deutlich zu erkennen ist jeweils die Parallelität der einzelnen Bereiche. Dies ist ein großer Vorteil, z. B. in der Darstellungsmöglichkeit der eigenen Berufsgruppe. So ist für die pflegerischen Belange in erster Reihe ein Pflegedirektor verantwortlich, der in aller Regel mindestens eine pflegerische Ausbildung absolviert hat und genauso für den ärztlichen Bereich ein ausgebildeter Arzt. Deutlich wird aber auch, mit kaufmännischen Mitarbeitern wird auf Station kaum bis gar nicht zusammengearbeitet. Dabei ist dies eine Schnittstelle, die im Stationsalltag zu Konflikten führen kann. Häufig ist es nicht klar geregelt, wer welche kaufmännischen Aufgaben erledigt.

2.3.2   Teamarbeit

Grundsätzlich bezeichnet das »Team« eine Gruppe verschiedener Menschen, die in einer sozialen Beziehung zueinanderstehen, weil sie an der Erfüllung einer Aufgabe beteiligt sind. Die Aufgabe stellt ihnen die Organisation, in der sie tätig sind.

Einige Aspekte spielen eine wichtige Rolle, damit Teams effizient arbeitsfähig sind. Neben der Organisationsstruktur spielt auch die Sozialkompetenz eine wichtige Rolle.

▪ Organisationsstruktur

Strukturen sind sachlicher Natur, sie sind durch schriftliche Vereinbarungen, Dienstanweisungen oder Standards gekennzeichnet. Sie vereinfachen die Arbeit enorm, wenn sie im Team bekannt sind und gelebt werden. Immer wieder kehrende Fragen können anhand der Standards schnell und zielorientiert geklärt werden. Auch in der Interaktion mit anderen Berufsgruppen können Standards eine argumentative Erleichterung verschaffen. Standards und Leitlinien erhöhen die Sicherheit der Patienten und die des Personals im Sinne einer Unfallverhütung sowie bei juristischen Fragestellungen. Allgemeingültige Standards und Leitlinien erhöhen das eigene Selbstbewusstsein jeder einzelnen Pflegefachkraft im durchzuführenden Behandlungskonzept. Problematisch wird die Teamsituation, wenn einzelne Teammitglieder sich bewusst gegen die Arbeit nach Standard entscheiden und damit die standardtreuen Kollegen frustrieren.

❯❯ **Um ein Team weiterzubringen und die Qualität der Arbeit und die Zufriedenheit der einzelnen Teammitglieder zu erhöhen sind allgemeingültige Regelungen notwendig.**

Allen beteiligten Teammitgliedern sollte klar sein, dass sie das gleiche Ziel verfolgen – beauftragt von der Organisation. Der übliche Auftrag ist im klinischen Setting den Patienten mit den zur Verfügung gestellten Mitteln zu behandeln. Je nach Schweregrad der Erkrankung mit dem Ziel der Genesung oder der Symptomkontrolle. In manchen Situationen haben die Teammitglieder nicht immer dasselbe Ziel. Deshalb ist es notwendig, den Austausch im Team voranzutreiben, damit alle Mitglieder sich mit dem Ziel der Organisation identifizieren können. Teilweise ist es notwendig sog. Pflegeexperten zu Rate zu ziehen, die dem Team bekannt sind und die aufgrund ihrer persönlichen Expertise und Erfahrung entsprechende Behandlungspfade vorantreiben können. Als Beispiel hierfür gilt ein Schmerzexperte, ein Wundexperte oder ähnliches.

Um eine hohe Teamzufriedenheit zu gewährleisten, ist es sinnvoll alle anzuwendenden Standards und Leitlinien regelmäßig auf ihre Aktualität hin zu überprüfen, damit sie im Team als sinnvoll bezeichnet werden. Gerade in einem schnell wechselnden Team spielen solche Standards eine wichtige Rolle.

Checkliste
Ein Team besteht aus Pflegefachkräften und Ärzten. Können Sie die kommenden Fragen im interdisziplinären Team zur Zufriedenheit beantworten?
— Ist allen unser Auftrag klar, verfolgen alle das gleiche Ziel?

- Sind Einzelfunktionen und Aufgaben nach bestimmten Qualifikationen persönlich benannt?
- Gibt es sinnvolle, aktuelle Standards und halten sich alle Teammitglieder daran?
- Sind die Aufgaben der verschiedenen Führungspositionen klar benannt?
- Funktionieren die täglich notwendigen Schnittstellen und damit der Informationsfluss?

■ Sozialkompetenz

Ein standardisierter Prozess alleine kann aber noch nicht dafür sorgen, dass Teamarbeit funktioniert. Extrem wichtig ist der Bereich der Sozialkompetenz, also wie ist der Einzelne im Team eingebettet bzw. wie geht der Einzelne mit dem Team um. Ein Team besteht aus verschiedenen Menschen mit jeweils unterschiedlichen Beziehungen zueinander. Eine Beziehung zueinander herzustellen, benötigt als Voraussetzung nicht nur die Kommunikation miteinander, sondern auch unterschiedliche Sichtweisen zu verschiedenen Sachverhalten aushalten zu können. Dabei spielt es eine besondere Rolle, welche (moralischen) Regeln es in dem Team gibt, die eine Handlung im Team bestimmen. Selbstverständlich lohnt sich der Blick darüber hinaus: Sind wir im Team noch kritikfähig – was melden uns Unbeteiligte zurück?

Nicht nur der Inhalt der Rückmeldung gibt Aufschluss darüber, ob ein Team fortschrittlich und innovativ ist, sondern auch, ob überhaupt Raum für eine Rückmeldung gegeben ist. »*Wir machen das schon immer so*«, ist eine sehr ablehnende, ängstliche Antwort auf fortschrittliche Ideen (◼ Abb. 2.5). Es lohnt sich zu überprüfen, warum ein Team solche Antworten zulässt. Wichtig dabei ist nicht, zu verurteilen sondern Antworten und Lösungen zu finden. Ganz klar: Zurück an das 4-Ohren-Kommunikationsmodell von

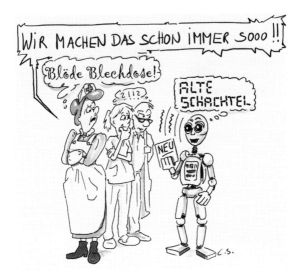

⬛ **Abb. 2.5** Wir machen das schon immer so!

Schulz von Thun gedacht (▶ Abschn. 2.1.1), könnte es sein, dass die Nachricht falsch gesendet wurde und der Empfänger keine andere Möglichkeit sieht, als so zu reagieren, als sich zu verteidigen?

■ **Toleranz**

Selbstverständlich spielt für die Teamarbeit eine gewisse Toleranz eine wichtige Rolle. Um eine gute Teamarbeit leisten zu können, ist es notwendig, Unterschiede zu akzeptieren und eher die daraus resultierende Vielfältigkeit wahrzunehmen. Mögliche Rollen in einem Team können sein:

- **Integrator:** Vermitteln, moderieren, zusammenbringen;
- **Berater:** Rat geben, auffangen, Möglichkeiten schaffen;
- **Entwickler:** Ideen aufzeigen, vorantreiben, entwickeln;
- **Organisator:** Managen, strukturieren, modernisieren;

- **Macher:** Anpacken, schaffen, durchziehen, lösen;
- **Prüfer:** Kritisch betrachten, mutmaßen;
- **Stabilisator:** Bewahren, festhalten, für ein familiäres Klima sorgen;
- **Überzeuger:** »Klassensprecher«, argumentieren, öffentlichkeitsarbeiten.

Je nachdem, in welcher Rolle sich ein einzelnes Teammitglied sieht, kann Frust und Ärger entstehen, dies kann bis hin zu Rückzug führen. Ursache könnte z. B. sein, dass gewisse Ideen zur Optimierung von Prozessen im Team nicht berücksichtigt werden. Ein Prozess in einem Team ist wie ein großer Dampfer, wenn er auf Reisen ist, ist es schwer ihn schnell in eine andere Richtung zu bringen. Es braucht seine Zeit, Geduld und Beharrlichkeit bis vorgenommene Anpassungen Einzug finden.

2.3.3   Konfliktbewältigung

Konflikt stammt von dem lateinischen Wort »confligere« (lat.) zusammenstoßen oder aufeinanderprallen ab. Ein sozialer Konflikt nach Friedrich Glasl bedeutet:

» Soziale Konflikte sind das Produkt der Interaktionen zwischen verschiedenen handelnden Kräften, wobei zumindest eine beteiligte Partei Unvereinbarkeiten im Denken und/oder Fühlen und/oder Wollen mit dem anderen Aktor in der Weise erlebt, dass eine Realisation der eigenen Bedürfnisse (beim Verwirklichen dessen, was der Aktor denkt, fühlt oder will) erschwert erscheint.

Konflikte entstehen in Begegnungen, wobei die eigenen Bedürfnisse als untergeordnet bzw. unvereinbar erlebt werden. Manchmal entstehen Konflikte sehr schnell aus der eigenen Mitte heraus, die es in »aufgeheizten Situationen« immer zu reflektieren gilt. Paul Watzlawick stellt in seinem Buch »Anleitung zum unglücklich sein« dar:

» Ein Mann will ein Bild aufhängen. Den Nagel hat er, nicht aber den Hammer. Der Nachbar hat einen. Also beschließt unser Mann hinüberzugehen und ihn sich auszuborgen. Doch da kommt ihm ein Zweifel: Was, wenn der Nachbar mir den Hammer nicht leihen will? Gestern schon grüßte er mich nur so flüchtig. Vielleicht war er in Eile. Vielleicht hat die Eile nur vorgeschützt und er hat was gegen mich. Und was? Ich habe ihm nichts getan; der bildet sich da etwas ein. Wenn jemand von mir ein Werkzeug borgen wollte, ich gäbe es ihm sofort. Und warum er nicht? Wie kann man einem Mitmenschen einen so einfachen Gefallen abschlagen? Leute wie dieser Kerl vergiften einem das Leben. Und dann bildet er sich noch ein, ich sei auf ihn angewiesen. Bloß weil er einen Hammer hat. Jetzt reicht's mir wirklich. – Und so stürmt er hinüber, läutet, der Nachbar öffnet, doch bevor er »Guten Tag« sagen kann, schreit ihn unser Mann an: »Behalten Sie Ihren Hammer!«

Diese von Watzlawick pointierte Situation zeigt, dass ein Konflikt von innen heraus entstehen kann. Die eigene Auseinandersetzung mit der Situation ermöglicht, diese Ursache des Konflikts zu verstehen und dem Konflikt so entgegen zu wirken.

Bei der Lösung von Konflikten – vielleicht auch zwischen verschiedenen Berufsgruppen – ist eine Benennung des Konflikts unbedingt notwendig. Als kontraproduktiv für die Lösung des Konflikts gelten folgende Statements:

- »Ich sehe und höre nichts« (Verleugnen);
- »Ist doch alles halb so wild« (Bagatellisieren);
- »Ich stehe da drüber« (persönliche Verhaltensweisen übertragen);

— »Den schnapp ich mir!« (Aggression);
— »Warum passiert immer nur mir das« (depressiv).

Konflikte sollten konstruktiv angegangen werden. Dabei gilt es einige Offensichtlichkeiten zu akzeptieren. Schließlich sind Konflikte unvermeidbar. Nur dadurch werden die Unterschiedlichkeit und die Einzigartigkeit jedes Einzelnen deutlich.

> **Betrachtet man die Ursache des Konflikts, ist nicht die unterschiedliche Meinung der Grund für den Streit, sondern der Umgang jedes Einzelnen mit dieser Meinungsdifferenz.**

Im Bewusstsein dieser Lage, ist eine persönliche Reflektion der Standpunkte und des Verhaltens möglich. Somit ist der erste Weg zur Beilegung des Konflikts geebnet. In einer akuten Konfliktsituation kann die HAIFA-Methode hilfreich sein.

HAIFA-Methode
- **Halt** – Hole erst einmal tief Luft!
- **Anerkennung** zeigen!
- **Interessen** benennen!
- **Fehler** eingestehen!
- **Angebote** zur Konfliktklärung machen!

Langfristig sind selbstverständlich nur lösungsorientierte Gespräche dazu geeignet, Konflikte zu lösen (Sachebene). Hier können in einem geschützten Rahmen die unterschiedlichen Darstellungen offengelegt und bewertet werden. Es geht nicht darum, die unterschiedlichen Standpunkte so nah wie möglich heranzuführen, sondern die Reaktionen (z. B. das Streitgespräch) gegenseitig zu reflektieren.

Dazu sagte Winston Churchill:

» Wenn zwei Menschen immer die gleiche Meinung haben, ist einer von ihnen überflüssig.

Checkliste

Wenn v. a. im interdisziplinären Team ein Konflikt mit einem Kollegen entstanden ist, lohnt es sich den Konflikt anhand folgender Leitfragen zu analysieren. Der sinnvollste Zeitpunkt dafür ergibt sich nach dem Abklingen der eigenen Emotionen.

- Reflektieren Sie sich: Warum hat mich diese Meinungsverschiedenheit so emotionalisiert?
- Hätte sich diese unterschiedliche Meinung mit einem anderen Kollegen ähnlich entladen oder lag es an der gegenüberstehenden Person?
- Gab es Missverständnisse: Habe ich mein Gegenüber einfach nicht richtig verstanden? Fragen Sie nach. Konnte mein Gegenüber mein Ziel nicht richtig verstehen?
- Wenn wir keine gemeinsame Lösung gefunden haben, ist es möglich zunächst beide Meinungen zu tolerieren und im kurzfristigen Verlauf nach einem Kompromiss zu suchen?

2.4 Das Sprachrohr für den Patienten

Ein Sprachrohr sieht laut klassischer Definition wie ein Trichter aus, der vor den Mund gehalten wird. Durch die konische Form wird das gesprochene Wort in seiner Lautstärke verstärkt, damit alle umgebenden Menschen das Sprechen verfolgen können. Natürlich hören auch Unbeteiligte mit – ob diese das möchten oder nicht. Im übertragenen

Sinne bedeutet das, jemand mit Sprachrohr möchte seine Mitteilung allgemein ausbreiten. Jeder soll es hören und aufmerksam werden. Nun stellt sich die Frage, ob ein Patient ein Sprachrohr benötigt und ob die Pflegefachkräfte dieses Sprachrohr darstellen sollen.

Die Arzt-Patienten- und Pflege-Patienten-Beziehungen haben sich in den letzten Jahren radikal verändert. Während in der Mitte des letzten Jahrhunderts der Arzt als »Gott in Weiß« verehrt wurde, seine Meinung das alleinige Gesetz war bzw. als Handlungsanweisung galt, hat es sich im Internetzeitalter deutlich verändert.

Nachdem sich in den letzten Jahrzehnten die Pflege als eigenständige Berufsgruppe in den Krankenhäusern mehr und mehr etabliert, entstand eine veränderte Darstellung im interdisziplinären Team. Pflegefachkräfte sehen es als ihre Aufgabe an, das gesprochene Wort des Arztes für den Patienten zu veranschaulichen. So stellt der Patient z. B. erst nach der Visite die Fragen, die ihn im Laufe seiner Krankheit bewegen oder er versteht den Arzt nicht, weil dieser sich nur mittels Fachsprache artikuliert. In dieser »Lücke« im Gespräch zwischen Arzt und Patient fand sich die Pflegefachkraft wieder. Der Patient sucht um Rat bei der Pflegenden, falls er vor einer Entscheidung steht. Dadurch kann die Beraterfunktion der Pflegefachkraft deutlich ausgebaut und gefestigt werden. Dies sorgt im Umkehrschluss zu deutlich mehr Fachwissen der Pflegefachkraft. Allerdings sind die Grenzen schwammig: Wie kann eine Beratung aussehen ohne dem Patienten eine gewünschte Entscheidung vorzugeben?

Ein Sprachrohranwender artikuliert aber auch Bedürfnisse, die u. U. durch den Patienten nicht immer deutlich kommuniziert werden. Was entweder daran liegen, dass der Patient seine Wünsche nur schleierhaft formuliert, quasi durch die Blume – oder der Sprachrohranwender die persönlich gedachten/spürbar gewordenen Wünsche des Patienten formuliert. Selbstverständlich besteht die Gefahr dabei, das Bedürfnis des Patienten falsch zu deuten.

Vieles scheint daher gegen Sprachrohrpflegefachkräfte zu sprechen, dies liegt aber ausschließlich daran, dass nur die negativen Folgen beleuchtet wurden.

Selbst in einer Zeit, in der Patienten sich vor ihrem Klinikaufenthalt über das Internet ausführlich selbst aufklären können, viele Fragen im Vorfeld beantwortet werden können, in der wir uns darüber freuen, wenn selbstbewusste Patienten aktiv an ihrem Genesungsprozess teilhaben, darf das Äußern eines persönlichen Bedürfnisses nicht fehlen. Schließlich bleibt bei allem Wissen, dass sich der Patient und seine Angehörigen u. U. angeeignet haben, die Frage nach der Überprüfbarkeit offen. Außerdem gilt es nicht immer als gesichert, dass der Patient …

- die komplexen Zusammenhänge allumfassend versteht und
- er sich die richtigen Informationen eingeholt hat.

Generationenübergreifend sind Menschen in Behandlung, die sich bewusst gegen die Vorabinformierung im Internet entscheiden. Auch und gerade dieser Patient benötigt eine beratende und unterstützende Pflegefachkraft. Und auch der sehr informierte Patient bzw. seine Angehörigen können ausschließlich durch eine fachkundige Beratung das gesammelte »Halbwissen« sortieren und anpassen. Bestärkt werden kann die beratende Funktion, wenn die Pflegefachkraft die Patientenbedürfnisse im Sprachrohrmodus artikulieren kann.

Im gesamten zwischenmenschlichen, empathischen Prozess ist es notwendig, die Bedürfnisse des Patienten auf die Wahrhaftigkeit zu überprüfen. Ist das Bedürfnis, das ich wahrnehme, das Bedürfnis des Patienten? Mögliche Missverständnisse sind durch aktives Nachfragen einfach zu überprüfen.

Letzte Übersicht

Warum sind Pflegefachkräfte im interdisziplinären Team und in der Visite eine wichtige Säule?

— Das eigene Feststellen seiner Bedeutung im therapeutischen Team schafft Selbstvertrauen.

— Selbstvertrauen sorgt für eine wissenschaftlich geprägte, standardisierte und qualitativ hochwertige pflegerische Arbeit.

— Pflegende beeinflussen maßgeblich das Gelingen einer Therapie.

— Durch das hohe Maß an Empathie und Einfühlungsvermögen spiegeln Pflegefachkräfte die Interessen des Patienten in der Visite in besonderer Weise wider.

Können Sie diesen Thesen zustimmen?

Literatur

Benner P (1994) Stufen zur Pflegekompetenz. From Novice to Expert. Hans Huber, Bern

Eckmann P (2004) Gefühle lesen: Wie Sie Emotionen erkennen und richtig interpretieren. Spektrum Akademischer, Berlin

Hibbeler B (2011) Ärzte und Pflegekräfte - Ein chronischer Konflikt. Deutsches Ärzteblatt 108: A-2138. http://www.aerzteblatt.de/archiv/109162. Letzter Zugriff: 07.10.2016

Löser C (2010) Unter- und Mangelernährung im Krankenhaus. Deutsches Ärzteblatt 107:911–917. http://www.aerzteblatt.de/archiv/79795. Letzter Zugriff: 07.10.2016

Menche N (2014) Pflege Heute. 6. Aufl. Elsevier, München

Mettler-von Meibom B (2007) Gelebte Wertschätzung. Eine Haltung wird lebendig. Kösel, München

Radbruch K (1989) Mathematik in den Geisteswissenschaften. Vandenhoeck & Ruprecht, Göttingen

Schulz von Thun, F (1981) Miteinander reden: 1 – Störungen und Klärungen. Rowohlt, Reinbek bei Hamburg

Schütz T, Valentini L, Plauth M (2005) Screening auf Mangelernährung nach den ESPEN-Leitlinien 2002. Aktuelle Ernährungsmedizin 30: 99–103

Tracy JL, Robins RW (2007) Emerging Insights Into the Nature and Function of Pride. Curr Direct Psychol Sci 16: 147–150

Tscheuschner M, Wagner H (2008) TMS – Der Weg zum Hochleistungsteam. Praxisleitfaden zum Team Management System nach Charles Margerison und Dick McCann. 2. Aufl. Gabal, Offenbach/Main

Wied S, Warmbrunn A (2012), Pschyrembel Pflege, De Gruyter, Berlin

Visite –
die Rolle der Ärzte

Alexander Forster

A. Forster, *Visite! – Kommunikation auf Augenhöhe
im interdisziplinären Team (Top im Gesundheitsjob)*,
DOI 10.1007/978-3-662-53699-5_3
© Springer-Verlag GmbH Deutschland 2017

3.1   Grundvoraussetzungen
einer guten Visite

Die strukturelle Aufteilung einer Visite ist meist Aufgabe des behandelnden Arztes. Das bedeutet, dass sowohl die Organisation des zeitlichen Rahmens als auch das Bedürfnis nach den Informationen der betreuenden Pflegefachkraft beim Stationsarzt liegt. Für den Alltag der Pflegefachkräfte impliziert das häufig die Notwendigkeit einen Kompromiss zwischen den geplanten Tätigkeiten und der Durchführung der Visite zu finden – wir erinnern uns an Frank in ▶ Kap. 1. Dies beinhaltet ein hohes Konfliktpotenzial. Viele Pflegende fühlen sich nicht ausreichend wertgeschätzt, wenn es um ihre Aufgaben und Tätigkeiten im Stationsalltag geht. Denn schließlich wird das Gefühl vermittelt, die Pflegekraft habe ihren Arbeitstag an die Strukturen des Stationsarztes anzupassen.

Da eine gute Visite nur interdisziplinär funktionieren kann, ist es hilfreich bei dem Thema »Zeitpunkt« ins Gespräch zu kommen und einen festen Termin anzustreben.

Bei der Visite geht es nicht vordringlich um harte Fakten, wie Laborwerte oder Untersuchungsergebnisse, sondern um die Wahrnehmung und die Beobachtungen der Pflegefachkräfte und hierbei ist der Stationsarzt auf die Informationen der Pflegenden angewiesen. Nur dadurch kann der behandelnde Arzt sich einen Überblick über die Krankheitssituation des Patienten verschaffen und zukünftige Behandlungsstrategien festlegen. Vielen Ärzten ist es bewusst, dass Pflegende einen anderen, besonderen Überblick über die Patientensituation haben. Weiterhin muss es einen zeitlichen Raum geben, indem Pflegende ihre Fragen und Bedürfnisse in Bezug auf die Patientenbetreuung stellen können. Daher sollte die Visite, als Win-win-Situation beider Berufsgruppen, gemeinsam terminiert werden.

Gemeinsame Strategien sind für die Pflegefachkräfte von besonderer Wichtigkeit, denn ein Behandlungserfolg kann in verschiedene Richtungen festgelegt werden. Wenn alle Beteiligten im therapeutischen Team die gleiche Richtung einschlagen, ist das Behandlungsziel schneller und unkomplizierter zu erreichen. Somit können die Pflegefachkraft und der behandelnde Arzt eher einen Erfolg ihrer eigenen Arbeit feststellen.

Im Stationsalltag ist es von Bedeutung, dass allen Beteiligten des interdisziplinären Teams die gleichen Informationen vorliegen. Aus diesem Grund ist es für den behandelnden Arzt entscheidend, welche Informationen die Pflegefachkraft in der Visite darstellt bzw. widergibt. Ansonsten ist eine gemeinsame Zielrichtung nicht möglich.

3.2   Informationsaufnahme

Während der Visite wird die Behandlungsstrategie anhand der vorliegenden Informationen festgelegt. Dabei können Unterschiede bei der Informationsweitergabe bestehen, z. B.

liegen aktuellere Laborwerte vor, als der visitierende Arzt bei Vorbereitung der Visite gesehen hat. Deshalb ist es sinnvoll, dass Pflegende, mit den ihnen vorliegenden Informationen, an der Visite teilnehmen, um einen schnellen Austausch zu gewährleisten.

In der Regel wird eine Visite nach verschiedenen Inhaltspunkten abgearbeitet, wobei ein Austausch zwischen den verschiedenen Berufsgruppen stattfindet.

> **Hierfür ist von besonderer Bedeutung, sich gegenseitig Aufmerksamkeit und Wertschätzung zukommen zu lassen. Sich nicht nur gegenseitig zu zuhören, sondern die Informationen auch gegenseitig verständlich zu verdeutlichen, spielt eine wichtige Rolle. Eine Herausforderung hierbei ist es, den Kreis zwischen Arzt, Pflegefachkraft und Patient in der Kommunikation zu schließen.**

Aufgabe des Arztes bei der Vorbereitung der Visite ist es, den Patienten zu kennen und Befunde bzw. Untersuchungsergebnisse in ihrer Komplexität zu beurteilen. Je nach medizinischem Fachgebiet kommen verschiedene Untersuchungs- und Behandlungsergebnisse zustande, wobei regelmäßige Kontrollen der Laborwerte eine wichtige Rolle spielen.

■ **Laborparameter**

Je nach Aufenthaltsindikation sind dies z. B.:

— Wie haben sich die Entzündungsparameter entwickelt: sind sie gefallen oder gestiegen?

— Befinden sich die Spiegel der verabreichten Medikamente im Zielbereich, müssen Dosisanpassungen vorgenommen werden?

— Wie lässt sich die Organfunktion anhand der Laborwerte einordnen – ist sie gut oder eingeschränkt und in welche Richtung entwickelt sie sich?

- Sind die Abnahmefrequenzen der Laborwerte dem Zustand des Patienten angemessen? Können Laborentnahmen reduziert oder müssen sie erhöht werden?
- Sind die Ursachen für Laborverschiebungen bereits detektiert oder sollten die Untersuchungen eskaliert werden?
- Selbstverständlich bezieht sich die Laborbeurteilung auch auf die Krankenbeobachtung. Kann die behandelnde Pflegefachkraft die Verschiebungen im Labor anhand ihrer Expertise belegen?
- Liegt aktuelles Kreuzblut vor oder muss eine neue Abnahme angeordnet werden?

Laborabnahmen sind ein einfaches, zielorientiertes und schnelles Diagnosekriterium und werden daher häufig genutzt, aber auch andere Untersuchungsergebnisse sind wichtig.

■ Weitere Untersuchungsbefunde

- Liegen bereits Befunde für die angeordneten Untersuchungen, wie z. B. radiologische Untersuchungen (Computertomographie, CT; Magnetresonanztomographie, MRT) oder einer Sonografie, vor?
- Gibt es anhand der Befunde weitere Fragen, die untersucht werden müssen? Sind Kollegen anderer Disziplinen gefordert?
- Liegen die konsiliarärztlichen Untersuchungsergebnisse vor? Benötigt der Patient auf Grund dieser Ergebnisse eine andere Therapiestrategie oder sind regelmäßige Kontrollen notwendig?

Natürlich ist es auch notwendig, dass körperliche Untersuchungsergebnisse vorliegen. Dabei spielt es weniger eine Rolle, dass alle an der Visite beteiligten Ärzte diese Untersuchung durchgeführt haben. Wichtiger ist, dass die Untersuchungsergebnisse nachvollziehbar und inhaltlich vollständig in der Patientenakte dokumentiert worden sind. Optimal ist es hinsichtlich der zeitlichen Struktur der Visite, körperliche Untersuchungen vorher durchzuführen, um den Visitenfluss zu gewährleisten und so zeitliche Ressourcen aller Beteiligten einzusparen. Auch für die Patienten ist es angenehmer, wenn körperliche Untersuchungen im Vorfeld in einem intimeren Rahmen stattfinden.

■ Anamneseüberprüfung

Um einen Patienten in der Visite ausreichend bzw. vollständig beraten zu können und um die zukünftige Behandlungsstrategie festlegen zu können, ist es zwingend notwendig, dass die Anamnese des Patienten vorliegt. Wobei diese natürlich vollständig sein muss. Dies gilt es zu überprüfen, gerade wenn der Patient dem Stationsarzt noch nicht bekannt ist. Selbstverständlich ist auch eine Pflegeanamnese von besonderer Bedeutung, gerade weil sich aus dieser z. B. zukünftige Versorgungsprobleme detektieren lassen.

■ Koordination der geplanten Schritte

Häufig sind die zukünftigen Schritte bereits in Planung, vielleicht gibt es schon feste Termine. Über diese Termine muss mindestens Einer im Arzt-Pflege-Team informiert sein, damit während der Visite alle Beteiligten auf den gleichen Informationsstand gebracht werden können. Wichtige Fixtermine können z. B. eine Verlegung in einer andere Klinik, auf eine andere Station, in eine andere Abteilung sein oder anstehende Untersuchungen bzw. Interventionen (Operation, bildgebende Diagnostik usw.).

Sinnvoll ist es diese Informationen dem Patienten bereits vorab mitzuteilen, damit wichtige Fragen des Patienten direkt geklärt werden können, um den Ablauf der Visite nicht zu stören.

> **Praxistipp**
>
> Das Gelingen einer Visite liegt v. a. in der guten Vorbereitung – diese ist einfacher, wenn eine vorherige Terminabsprache besteht.

Wichtige Hinweise zur Vorbereitung einer Visite finden Sie ▶ Kap. 5.

3.3   Entscheidungsgewalt

Selbstverständlich obliegt die vollständige Entscheidung über die Richtung der anstehenden Behandlung bei dem verantwortlichen Stationsarzt. Je nach Hierarchiestruktur in einer Einrichtung sind auch andere Ebenen des ärztlichen Dienstes an der Entscheidungsfindung beteiligt. Um eine sinnvolle Entscheidung treffen zu können, spielen andere Beteiligte und vorliegende Untersuchungsergebnisse eine Rolle:

- Kriterien berücksichtigen, die durch Pflegefachkräfte oder ärztliche Kollegen eingebracht werden.
- Informationen über den aktuellen Diagnosestatus.
- Wissenschaftlich fundierte Prognosen über den Ausgang der Genesung bzw. Erkrankung.
- Vorliegende Entscheidungen des Patienten.
- Sichtweisen des interdisziplinären Teams berücksichtigen.
- Ethikkonsil.

3.3.1 Entscheidungskriterien durch andere Kollegen

Selbstverständlich ist die Phase, in der Richtungen der Behandlung festgelegt werden, auch durch den Einfluss anderer Kollegen geprägt. Dabei beteiligt sich auch eine Pflegefachkraft unterstützend im interdisziplinären Team. Diese Unterstützung findet nicht ausschließlich auf Nachfrage oder Zuruf statt, sondern kontinuierlich in der interdisziplinären Zusammenarbeit.

Persönliche Eindrücke, die in der Visitensituation dargestellt werden, sind für den Behandelnden wichtig. Natürlich spielt dabei auch der persönlichen Einschätzung des Gehörten eine Rolle. In dieser Situation ist es eher unwichtig, welcher Berufsgruppe der sprechende Kollege angehört, viel wichtiger sind folgende Eigenschaften:

- Fachkompetenz,
- Methodenkompetenz,
- Sozialkompetenz,
- persönliche Kompetenz.

Diese Kompetenzen (► Kap. 2) beschreiben nicht nur den fachlichen, sondern auch den persönlichen Ausbildungsstand und damit auch die Einschätzungsmöglichkeiten der komplexen Situation.

3.3.2 Informationen über den aktuellen Diagnosestatus

Alleine durch das Vorliegen der einzelnen Befunde wird noch keine Entscheidung getroffen. Es geht vielmehr darum, alle Hinweise in einen Zusammenhang zu stellen und auf der Basis dieses Gesamtbildes eine Diagnose zu stellen. Diese Diagnose ermöglicht es dann, Entscheidungen treffen zu können.

Ausreichendes Fachwissen und Erfahrung sind notwendig, um einschätzen zu können, welche Richtung diese Befunde vorgeben könnten. Es muss geklärt sein, ob wichtige Informationen noch ausstehen, sodass eine Entscheidung noch nicht getroffen werden kann. Hierbei stellt sich die Frage, wie viel Zeit einzelne Ergebnisse benötigen und ob sie dann noch in der Entscheidungsfindung mit eingehen.

Außerdem sollte in diesem Zusammenhang auch die Abhängigkeit der Nebendiagnosen in Verbindung mit der Hauptdiagnose geklärt werden. Sorgen Nebendiagnosen u. U. für eine andere Behandlungsstrategie? Diese Frage kann mitunter nur durch die Unterstützung von Kollegen aus anderen Fachdisziplinen beantwortet werden. Häufig kann auch hier eine Pflegefachkraft mit ihren Überlegungen hilfreich sein. Diese stellt durch ihre Expertise Überprüfungen an, die in der medizinischen und pflegerischen Behandlung von Nöten sind, so z. B. Wund- oder Stomaexperten, Breast Care Nurses etc.

3.3.3   Wissenschaftlich fundierte Prognosen

Viele Therapieansätze in der Medizin basieren auf evidenzbasierten Therapieoptionen. Der aktuelle Stand der klinischen Medizin und klinischer Studien wird hierbei berücksichtigt. Selbstverständlich können Veröffentlichungen vorliegende Meinungen erhärten oder widerlegen. Evidenzbasierte Medizin kann Therapien für sinnvoll erachten oder eben auch nicht. Hieraus resultiert eine mögliche Begründung für oder gegen gewisse Therapieoptionen, die für die Behandlung der Erkrankung des Patienten in Betracht kommen würden.

3.3.4 Vorliegende Entscheidungen des Patienten

Bei der therapeutischen Entscheidung müssen die Wünsche des Patienten berücksichtigt werden. Selbstverständlich unter der Voraussetzung, dass der Patient seinen Willen äußern kann bzw. dies schon vor der Behandlung getan hat (Patientenverfügung). Andernfalls ist von dem mutmaßlichen Willen des Patienten auszugehen, der evtl. auch im Angehörigengespräch zu erfragen ist.

Die Interessen des Patienten finden in der Visitensituation kaum Berücksichtigung. Meist stehen die körperlichen Beschwerden des Patienten im Fokus des medizinischen Personals. Der Patient hat jedoch sehr viel häufiger als angenommen Schwierigkeiten mit der Krankheitsbewältigung. Dies lässt darauf schließen, dass u. a. die bisherige Informationsvermittlung zum Patienten nicht ausreichend funktioniert: so freut sich der behandelnde Arzt z. B. darüber, dass die Infektionsparameter des Patienten rückläufig sind, der Patient hat aber auf Grund seiner einliegenden Magensonde immer noch ein hohes Krankheitsgefühl. Dieses Nichtwahrnehmen von Patientenbefindlichkeiten gilt es zu vermeiden, z. B. durch das Patientengespräch vor der Visite oder die Einbeziehung der Beobachtungen anderer Berufsgruppen. Daher sind Richtungsänderungen in der Therapie mit dem Einverständnis des Patienten durchzuführen. Dies kann nur dann geschehen, wenn der Patient umfassend aufgeklärt ist.

3.3.5 Sichtweisen des interdisziplinären Teams berücksichtigen

Die wichtigste interdisziplinäre Zusammenarbeit im Krankenhaus findet zwischen dem Arzt und den Pflegefachkräften statt. Selbstverständlich sind auch andere am Behandlungsprozess beteiligte Berufsgruppen je nach Fachdisziplin notwendig, um Entscheidungen zu optimieren. In der Orthopädie z. B. die Physiotherapie, die zusammen mit dem Operateur benötigte Hilfsmittel bespricht. In der Geriatrie z. B. die Ergotherapie, die mit dem Stationsarzt über notwendige Behandlungsziele und die dazu benötigten Maßnahmen spricht.

… ach du jemine, diese Knöpfe …

Herr Meier ist verzweifelt, er schafft es nicht mehr rechtzeitig zur Toilette und nässt daher mit einem Mal ein, diese Knöpfe wollen einfach nicht mehr aufgehen. Claudia, der Ergotherapeutin, ist seine Verzweiflung aufgefallen: »*Herr Meier, die Knöpfe wollen nicht so wie Sie, kann das sein? Ich schaue mal, ob wir das nicht etwas trainieren können.*« Bei der nächsten Visite spricht sie Frau Dr. Jung, die zuständige Geriaterin, darauf an und bittet darum, die Ergotherapie hinsichtlich der Feinmotorik intensivieren zu können, um Herrn Meier die Autonomie wiederzugeben. Frau Dr. Jung stimmt zu und beiden Frauen schlagen Herrn Meier vor, solange die Finger nicht so recht mit den Knöpfen klarkommen, auf eine Hose mit Gummizug umzusteigen.

3.3.6 Ethikkonsil

Ethik meint den philosophischen Umgang mit den menschlichen Werten des »sittlichen Verständnisses«, den Voraussetzungen menschlichen Handelns und dessen Bewertung. Im klinischen Setting können Ethiker mit in die Therapieentscheidung einbezogen werden. In aller Regel können dies aber auch Patienten, Angehörige und alle anderen Mitarbeitergruppen des Krankenhauses. Mittlerweile stehen an vielen Universitätskliniken eigene Ethikabteilungen zur Verfügung. Ziel der Beratung durch die Medizinethiker ist es, im Zusammenhang mit der Behandlung des Patienten anstehende Fragen in lösungsorientierter Weise zu reflektieren und ggf. gemeinsam eine Antwort auf diese Fragen zu finden.

Dieser zielführende Ansatz findet in Form einer Beratung auf Nachfrage berufsgruppenübergreifend statt. Im Gespräch mit den Stationsärzten und Pflegefachkräften der Station wird eine ethische Analyse vorgenommen. Dadurch kann das Problem identifiziert und bewertet werden. Bei Bedarf wird die Problematik einem Ethikkomitee vorgestellt und dort bearbeitet. Im Stationsteam vor Ort werden alle medizinischen, ethischen, sozialen und rechtlichen Probleme angesprochen. Der Medizinethiker gibt auf dieser Grundlage eine Handlungsempfehlung an den behandelnden Stationsarzt. Bei diesem Vorschlag beachtet der Medizinethiker die Menschenwürde, die Autonomie des Patienten auf der einen Seite und die Fürsorgepflicht des behandelnden Teams auf der anderen Seite.

3.4 Interdisziplinäre Anforderungen eines Arztes

Eine gute, zielorientierte und qualitativ hochwertige Zusammenarbeit im interdisziplinären Team kann nur funktionieren, wenn alle benötigten Berufsgruppen ihren eigenen Beitrag dazu leisten. Alle Anforderungen des pflegerischen Behandlungsteams entsprechen den Aufgaben des ärztlichen Dienstes:

— Sehr professionelle, wertschätzende und respektvolle Arbeitsweise mit den Pflegefachkräften, anderen Berufsgruppen und selbstverständlich dem Patienten gegenüber.

— Kommunikation auf Sachebene (► Kap. 2, ► 4-Ohren-Modell)

- Professionelle Kommunikation auf Augenhöhe mit den Pflegefachkräften und den anderen Berufsgruppen.
- Gleichwertige Beurteilung von Therapiezielen zur Diskussion gestellt von Pflegefachkräften und allen anderen Berufsgruppen.
- Konstruktive Zusammenarbeit.

> **Eine von Vorurteilen und Misstrauen geprägte Zusammenarbeit mit anderen Berufsgruppen, v. a. der Pflegefachkräfte und Ärzte ist gefährdend für die Behandlung des Patienten. Was können Sie persönlich für eine gelungene Zusammenarbeit mit der jeweils anderen Berufsgruppe beitragen? Ist es Wertschätzung, Offenheit, Zugewandtheit und Interesse?**

Literatur

Nimtz C, Jordan S (2011) Lexikon Philosophie - Hundert Grundbegriffe. Reclam, Ditzingen

Das interdisziplinäre Team

Alexander Forster

A. Forster, *Visite! – Kommunikation auf Augenhöhe im interdisziplinären Team (Top im Gesundheitsjob)*, DOI 10.1007/978-3-662-53699-5_4
© Springer-Verlag GmbH Deutschland 2017

4.1 Interdisziplinäres Visitenteam

Welche Berufsgruppen an einer Visite im interdisziplinären Kontext beteiligt sind, ist je nach Disziplin und Anlass für die Visite unterschiedlich (◘ Abb. 4.1). In jedem Fall ist jedoch klar, dass der Stationsarzt und die betreuende Pflegefachkraft gemeinsam eine Visite durchführen. Denn beide Berufsgruppen geben einen unterschiedlichen, sich ergänzenden Blickwinkel auf die Therapie und Behandlung des Patienten. Dieser profitiert natürlich am meisten von einer guten pflegerisch-ärztlichen Zusammenarbeit. Da zumindest die ärztlichen Hierarchieebenen deutlich präsenter sind, gibt es selbstverständlich Visitenanlässe die zusätzlich durch den Oberarzt der Station oder der Abteilung geführt sind und ganz klar auch die Chefarztvisite, die auf jeder Station in regelmäßigen Abständen durchgeführt wird. Auch in diesen Fällen ist es besonders wichtig, dass eine betreuende Pflegefachkraft sich daran beteiligt.

… wieso hat er gegessen …

Dr. Schmidt führt die Visite mit seinem Assistenzarzt alleine auf der Station durch. Dabei bespricht er mit dem Patienten Herrn Winter, dass heute eine Gastroskopie stattfinden solle. Dr. Schmidt sagt: »*Wissen Sie Herr Winter, wir sollten nachschauen, ob von dem Magengeschwür, das geblutet hat, noch eine Gefahr ausgeht.*«. Da Dr. Schmidt die Visite ohne die Pflegefachkraft Sabine durchgeführt hat, weiß diese leider nichts davon. Nachdem Herr Winter seine Breikost gegessen hat, sieht Herr Dr. Schmidt, wie das leere Tablett aus dem Patientenzimmer getragen wird. Er ist verärgert, die Gastroskopie muss verschoben werden. Später wird ihm bewusst, hätte er Sabine mit einbezogen, wäre das nicht passiert.

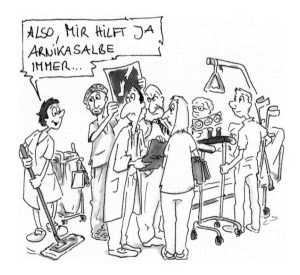

☐ **Abb. 4.1** Interdisziplinäres Visitenteam

> ❯ **Nur Pflegefachkraft + Arzt = Visite!**

Nicht immer gilt, je interdisziplinärer, desto konstruktiver ist die Visite am Patienten. Nicht alle, am Behandlungsprozess beteiligten Abteilungen müssen täglichen Anteil an der Visite haben. Getreu dem Motto: »Viele Köche verderben den Brei!«, ist es durchaus möglich, dass eine Visite destruktiv ist, wenn viele Menschen aus unterschiedlichen Abteilungen an ihr beteiligt sind. Eine gute Mischung ist ratsam. Dabei ist es sinnvoll, enge Kooperationen zu pflegen und regelmäßige Zeitpunkte für gewisse Inhalte zu organisieren: so z. B. montags eine Apothekenvisite, mittwochs mikrobiologische Visite, freitags Visite mit dem Sozialdienst, etc.

Wann welche Berufsgruppe an der Visite teilnehmen sollte, ist selbstverständlich von verschiedenen Faktoren abhängig.

- ■ **Welches Ziel hat die Visite?**

Je nach Ansatz für die Visite stehen unterschiedliche Beteiligungen der anderen Abteilungen zur Teilnahme an. Um einen reibungslosen Ablauf zu gewährleisten, ist es notwendig der Visite von Anfang an den richtigen Namen zu geben und die dafür notwendigen Abteilungen einzuladen. Geht es z. B. um eine Apothekenvisite muss der Apotheker dabei sein und er musste die Möglichkeit haben, sich auf die Visite vorzubereiten, um wichtige Informationen bei der Visite weiter geben zu können. Andere Visitenformen sind:

- ▬ Chefarztvisite (Übergabe des Behandlungsstands an den Chefarzt der jeweiligen Abteilung),
- ▬ mikrobiologische Visite (Überprüfung der angeordneten antimikrobiellen Therapie im Vergleich zu den ausgewerteten Befunden),
- ▬ Schmerzvisite (Abfragen der Schmerzintensität, Anpassung der notwendigen Schmerztherapie, Qualitätssicherung),

- Pflegevisite (Überprüfen der durchgeführten Pflegemaßnahmen auf Vollständigkeit und Qualität),
- Kurvenvisite (kurze Überprüfung der vorliegenden
  Dokumentation zwischen Arzt und Pflegefachkraft),
- Mitternachtsvisite (schnelles Abfragen durch einen
  behandelnden Arzt, ob evtl. Maßnahmen in der Nacht
  getroffen werden müssen).

■ Welche Unklarheiten bestehen noch im Behandlungsprozess?

Formal gesehen wird eine Visite in aller Regel auf der ganzen
Station durchgeführt und dabei werden alle Patienten gesehen. Selbstverständlich können aber auch punktuelle Visiten
mit den der Fragestellung nach notwendigen Berufsgruppen
durchgeführt werden. Stehen bei einem Patienten einige
ungeklärte Fragen im Raum, ist es sinnvoll sich nicht nur
konsiliarisch unterstützen zu lassen, sondern auch gemeinsam eine Visite am Patientenbett durchzuführen.

… da steigt doch keiner mehr durch …

Frau Dr. Willig ist genervt. Schon wieder einer dieser Patienten
mit mehr als 10 Medikamenten in der Dauertherapie. Sie
denkt laut im Pflegestützpunkt: »*Mensch, wer soll da denn den
Überblick behalten – woher soll ich wissen, wann was gegeben
werden soll und was mit wem wie reagiert. Das nervt!*« Schwester
Yvonne bekommt das mit »halbem Ohr« mit, während sie ihre
Pflegemaßnahmen dokumentiert und schlägt Frau Dr. Willig
vor: »*Sollen wir für die Visite morgen den Apotheker bitten, uns zu
begleiten, dann können wir evtl. bei einigen unserer Patienten
mal die Medikation überprüfen lassen.*« Die Stationsärztin hält
das für eine gute Idee und greift zum Telefonhörer, um den
Apotheker anzurufen und einen gemeinsamen Visitentermin
abzustimmen.

■ **Gibt es ein akutes Problem beim Patienten?**

Manchmal ist der übliche Zeitpunkt für eine Visite nicht einzuhalten, weil ein Patient, dessen Krankheitssituation sich akut verschlechtert von einer schnelleren Visite profitiert. Auch hier gilt natürlich, dass eine interdisziplinär geführte Visite Vorteile für alle Beteiligten bietet. Der Stationsarzt bzw. der behandelnde Arzt bündelt dann alle Meinungen und entscheidet sich letztendlich für eine Behandlungsstrategie.

■ **Gibt es feste Zeitpunkte für die Teilnahme gewisser Abteilungen?**

Die regelmäßige Einbeziehung anderer Abteilungen kann diverse Vorteile mit sich bringen. So können u. U. Synergien gebündelt werden und Fragestellungen in einem gemeinsamen Treffen geklärt werden. Es kann entschieden werden, gewisse Behandlungsoptionen eher im persönlichen Gespräch zwischen Arzt, Pflegefachkraft, der zusätzlich benötigten Abteilung und dem Patienten zu klären.

Welche Abteilungen mit in die Visite einbezogen werden können und unter welchem Motto diese Visite stattfindet, ist in ◖Tab. 4.1 aufgeführt. Möglicherweise sind weiter Konstellationen sinnvoll.

4.2 Visitenteilnehmer im Einzelnen[1]

4.2.1 Apotheker

Meist werden Krankenhäuser durch eine Apotheke mit den notwendigen Arzneimitteln versorgt. Die möglichen Ansprechpartner sind in der Regel gut zu erreichen und unter-

---

1 Die folgende Beschreibung der teilnehmenden Berufsgruppen an einer Visite ist alphabethisch sortiert.

◻ **Tab. 4.1** Sinnvolle Kombinationen von Berufsgruppen bei der jeweiligen Visite

	Anästhesiologische Visite	Apothekenvisite	Chefarztvisite	Chirurgische Visite	Geburtshilfliche Visite	Geriatrische Visite
Apotheker	X	X				X
Assistenzarzt	X	X	X	X	X	X
Atmungstherapeut	X					
Behandelnde Pflegefachkraft	X	X	X	X	X	X
Bobathexperten						X
Chefarzt			X			
Ergotherapeut						X
Hebamme					X	
Hygiene-Fachpflegende				X	X	X
Laktationsbeauftragte					X	
Mikrobiologe	X					
Oberarzt	X		X			
Onkologe	X			X		
Painnurse	X					
Physiotherapeut	X					X
Psychotherapeut						
Schichtleitung	X	X	X	X	X	X
Sozialdienst	je nach Notwendigkeit					
Stationsarzt	X	X	X	X	X	X

Gynäkologische Visite	Internistische visite	Mikrobiologische Visite	Neurologische Visite	Oberarztvisite	Onkologische Visite	Orthopädische Visite	Psychiatrische Visite	Schmerzvisite	Tägliche Visite
	X								
X	X	X	X	X	X	X	X	X	X
X	X	X	X	X	X	X	X	X	X
			X						
			X			X	X	X	
X	X	X	X	X	X	X	X		X
X									
		X							
				X					
X	X		X		X	X			X
					X			X	
						X		X	
							X	X	
X	X	X	X	X	X	X	X	X	X
X	X	X	X	X	X	X	X	X	X

stützen mit ihrem Know-how die Stationskollegen. Diese Unterstützung kann sehr gut auf der Station in Form einer Apothekenvisite geschehen – entweder in Kombination mit der üblich durchgeführten täglichen Visite oder separat. Der Apotheker erhält die Medikationspläne der stationären Patienten. Er überprüft vorher die Kompatibilitäten der einzelnen Präparate und ob es eine effektivere, medikamentöse Therapie gibt. Dabei ist zu beachten, dass die Therapieentscheidung immer der Stationsarzt trifft. Die Ideen des Apothekers sind daher lediglich Vorschläge.

■ **Visitenteilnahme**

Wenn eine Teilnahme gewünscht ist, kann der Apotheker bei jeder Fachdisziplin unterstützend tätig sein. Am ehesten sieht man eine Beteiligung des Apothekers bei einer anästhesiologischen Visite, Apothekenvisite, geriatrische Visite und bei einer internistischen Visite.

■ **Vorteile**

Überprüfung der häufig bestehenden Polypharmazie. Feststellung, ob Wechselwirkungen auftreten können, Nebenwirkungen sich potenzieren, Unverträglichkeiten bestehen, Dosierungen anhand der vorliegenden Laborwerte zu überprüfen, Beratung über die Verabreichung von Medikamenten sowie die Einnahme der Arzneimittel.

Alle beteiligten Berufsgruppen können ihre Fragen bezüglich der Verordnung, Einnahme und Verabreichung der einzelnen Substanzen sprechen. Wie kann am besten ein bestimmtes Antibiotikum verabreicht werden, ist es notwendig diese Substanz mit Nahrungsmitteln einzunehmen, kann dieses Präparat über die Magensonde verabreicht werden etc.

■ **Zusätzlich anwesende Teilnehmer**

Pflegefachkraft, Stationsarzt, ggf. Schichtleitung.

Checkliste zur Vorbereitung der Visite
- Sind alle einzunehmenden Medikamente bekannt?
- Ist die Indikation für die Medikamente bekannt?
- Gelten die Einnahmezeiten und die daraus entstehenden Wechselwirkungen als nachvollziehbar?
- Gibt es Beratungsbedarf hinsichtlich der Einnahme?
- Gibt es Ergänzungen für die medikamentöse Therapie, bspw. ist ein Magenschutz angesetzt?
- Sind die Verordnungen nach den gültigen Richtlinien angesetzt?

4.2.2 Assistenzarzt[2]

Unabhängig von der Facharztausbildung ist ein Assistenzarzt im Krankenhaus per Definition ein Arzt oder Facharzt ohne leitende Funktion. Meist befinden sich Assistenzärzte in der Facharztausbildung, die je nach Fachrichtung zwischen 5 und 7 Jahren dauert. Erst danach kann ein leitender Karriereweg eingeschlagen werden. Sie sind dem Oberarzt oder dem Chefarzt direkt unterstellt und führen entweder gemeinsam Tätigkeiten durch oder in deren Namen, je nach Qualifikationsstufe. Durch diese klar geregelte Struktur ist der Assistenzarzt mit seinen vielfältigen Aufgaben für die Organisation der Visite unerlässlich, egal bei welcher Form der Visite. Er ist derjenige, der den Patienten im Team vorstellt und die vorliegenden Informationen bündelt.

---

2 Gerade auf (interdisziplinären) Stationen kleinerer und mittlerer Krankenhäuser sind Assistenzarzt und Stationsarzt dieselbe Person und nehmen entsprechend die Aufgaben beider Funktionen war.

Die Vorbereitung auf die Visite obliegt dem behandelnden Stationsarzt. Schließlich muss er sich die wiederzugebenden Informationen zunächst beschaffen. Je nach Stationsarzt bzw. Oberarzt sind die transportierenden Informationen unterschiedlich priorisiert, so z. B. Laborparameter, diagnostische Ereignisse, etc.

- **Visitenteilnahme**

Der Assistenzarzt nimmt an allen Visiten teil, die seine zu behandelnden Patienten betreffen.

- **Vorteile**

Die tägliche Überprüfung des Behandlungsprozesses bietet enorme Vorteile für die Sicherstellung einer hochwertigen, zielorientierten Therapie für den Patienten und eine anspruchsvolle Ausbildung für den Assistenzarzt. Es ist möglich, dass der Assistenzarzt aufgrund seiner geringeren praktischen Erfahrung unbeabsichtigt kritische Fragen stellt, die alle entscheidenden Hierarchieebenen zum Überdenken und Kontrollieren anregen.

Der Assistenzarzt spart allen anderen Hierarchieebenen Zeit ein, da er sich überwiegend alleine um das Zusammensammeln der Informationen kümmert. Er klärt im Voraus, welche Untersuchungsergebnisse bereits vorliegen und prüft, ob diese bereits eine Beurteilung erlauben. Er bemüht, die Ergebnisse der durchgeführten diagnostischen Maßnahmen schnell zu erhalten. Damit liegen alle notwendigen Ergebnisse bei der Visite vor (▶ Kap. 3).

- **Zusätzlich anwesende Teilnehmer**

In jedem Fall die betreuende Pflegefachkraft und ggf. je nach Visitengrund alle möglichen anderen Disziplinen, wie z. B. Physiotherapie, Chefarzt etc.

Checkliste zur Vorbereitung der Visite

— Wegen welcher Hauptdiagnose wird der Patient bei uns behandelt?

— Gibt es eine unterstützende Visitenteilnahme, die in diesem Fall sinnvoll ist, z. B. Apotheker, Mikrobiologe, etc.?

— Sind alle notwendigen Beteiligten über die Durchführung und den Zeitpunkt der Visite informiert?

— Ist der geplante Zeitpunkt realistisch durchführbar?

— Sind mögliche Störfaktoren abgearbeitet bzw. verschiebbar?

— Liegen alle notwendigen Befunde bereit?
  – Laborergebnisse,
  – Medikamentenspiegel,
  – radiologische Befunde,
  – pathologische Befunde,
  – konsiliarärztliche Befunde,
  – mikrobiologische Befunde,
  – Befunde über körperliche Untersuchungen.

— Liegen aktuelle Berichte z. B. Operationsprotokolle oder Arztbriefe vor und müssen aufgrund dieser Ergebnisse andere Untersuchungen durchgeführt werden?

— Ist die Anamnese vollständig und umfassend?

— Ist der Patient auf dem aktuellen Informationsstand oder besteht aktueller Beratungsbedarf?

— Gibt es aktuelle Unklarheiten, die in der Visite angesprochen bzw. geklärt werden müssen?

— Ist die bisherige Therapie zielführend? Gibt es notwendige Ergänzungen?

(siehe auch ▶ Abschn. 5.2.4)

4.2.3 Atmungstherapeut

Die spezialisierte Weiterbildung zum Atmungstherapeuten ist eine sinnvolle Erweiterung für Fachpflegekräfte der Anästhesie- und Intensivmedizin. Sowohl Fachpflegende als auch Physiotherapeuten können diese meist berufsbegleitende Weiterbildung durchführen und im Anschluss an die Ausbildung vielfältige Tätigkeiten im Stationsalltag durchführen, die sonst eher ärztlichen Kollegen überlassen wurden. Dies ist möglich, da die Teilnehmer nach der Weiterbildung über eine besondere Expertise hinsichtlich des Atmungssystems verfügen. Folgende Einsatzmöglichkeiten sind für Atmungstherapeuten denkbar und müssen klinikintern festgelegt werden: Anamneseerhebung, Diagnosefindung, Entwicklung von Therapieansätze sowie pflegerischen und therapeutischen Maßnahmen im inner- und außerklinischen Bereich für die am Behandlungsprozess beteiligten Mitarbeiter. Hierzu kann der Atmungstherapeut u. a. folgende Maßnahmen übernehmen:

- Durchführung einer Lungenfunktionsuntersuchung, Blutgasinterpretation, medikamentöse Therapien festlegen, Sauerstoff- und Inhalationstherapie,
- invasive und nichtinvasive Beatmungstherapie,
- Konzeptentwicklung und individuelle Festlegung von Weaningstrategien,
- Beratung zur Tabakentwöhnung,
- Beratung, Schulung und Anleitung von Mitarbeitern aller Berufsgruppen und Patienten.

■ **Visitenteilnahme**

Anästhesiologische Visite und Visiten anderer Disziplinen, die eine Beratung des Atmungstherapeuten wünschen.

■ **Vorteile**

Die konsequente Weiterentwicklung von Atmungstherapeuten ist im pflegerischen Bereich besonders wertvoll. Sie machen nicht nur den Beruf attraktiver, sondern erweitern auch den Kompetenzbereich der Pflegenden und damit die Zufriedenheit. Der Patient profitiert, da er u. U. schneller in seinem Genesungsprozess vorankommt und ausführlich beraten werden kann.

Der Atmungstherapeut kann bei einem pulmonal Erkrankten seine Expertise dem interdisziplinären Team während der Visite weitergeben und unabhängig von der aktuell behandelnden Fachdisziplin das Atemproblem angehen und therapieren.

■ **Zusätzlich anwesende Teilnehmer**

Pflegefachkraft, ggf. Schichtleitung, Stationsarzt, Assistenzarzt.

Checkliste zur Vorbereitung der Visite
- Gibt es aktuelle Untersuchungsergebnisse, die in der Visite vorgestellt werden müssen?
- Gibt es Handlungsbedarf hinsichtlich durch den Atmungstherapeuten festgestellter Probleme beim Patienten, die in der Visite abgeklärt werden müssen?
- Entspricht die medikamentöse Therapie den aktuellen Atmungsproblemen des Patienten?
- Müssen atemtherapeutische Maßnahmen festgelegt werden und im Visitengespräch vorgestellt werden?
- Sind alle Beteiligten im Behandlungsprozess auf dem gleichen Stand?

4.2.4   Behandelnde Pflegefachkraft

Pflegefachkräfte sind essenziell für die Umsetzung der medizinischen Therapie. Sie erkennen und unterstützen den Menschen in seinen Defiziten, aufgrund einer akuten, chronischen Erkrankung oder einer dauerhaften Behinderung und sorgen so für die Nutzung der vorhandenen Ressourcen im therapeutischen Prozess. Zudem schützen Pflegende den Menschen vor einer weiteren Verschlimmerung seiner Erkrankung durch eine durch Wissen und besondere Erfahrung geprägte Fähigkeit zur Krankenbeobachtung. Pflegefachkräfte verhindern Komplikationen, die mit dem Krankenhausaufenthalt einhergehen können. Sie beraten und leiten den Patienten an, die notwendigen Prophylaxen durchzuführen.

Durch die Präsenz am Krankenbett erkennen Pflegende drohende oder aufgetretene Probleme, kommunizieren sie an die beteiligten Berufsgruppen, v. a. an die behandelnden ärztlichen Kollegen. Je nach Sachverhalt entscheidet die Pflegefachkraft, ob es sich um eine dringende oder in der Visite zu besprechende Situation handelt. Aufgrund ihrer Ausbildungsqualität können sie Therapienotwendigkeiten vorschlagen bzw. umsetzen. Mit diesem Wissen unterstützen sie den behandelnden Stationsarzt bei der Koordination der anstehenden Maßnahmen und nehmen aktiv am Ausbildungsprozess der zukünftigen Fachärzte teil.

Pflegende haben eine hohe Verantwortung bei der Umsetzung der Dokumentationsrichtlinien und optimieren so ggf. auch den Erlös im Rahmen der Krankenhausfinanzierung. Aus dem jeweiligen Stationssetting ergibt es sich, dass die Visitendokumentation in Beratung mit der Pflegefachkraft durchgeführt wird oder im Gespräch die medikamentösen Anordnungen für die kommende Behandlung festgelegt werden.

Pflegende versorgen die ihnen anvertrauten kranken Menschen nach Theorien und evidenzbasierten Behandlungsverfahren. Dabei sorgen sie für eine stetige Weiterentwicklung der Behandlungsstrategien. Diese besondere Art der Versorgung der Patients durch die Pflegenden sorgt auch für eine besondere Art der Wertschätzung im therapeutischen Team und lässt eine Kommunikation auf Augenhöhe (nicht nur in der Visitensituation) zu. Sollte eine palliative Versorgung notwendig sein, übernehmen die Pflegenden die Behandlung der Symptome. Je nach Erfahrung werden die Behandlungsstrategien dem behandelnden ärztlichen Team vorgeschlagen.

■ **Visitenteilnahme**

An allen Visiten, die die zu behandelnden Patients betrifft.

■ **Vorteile**

Pflegende als Mitglied des therapeutischen Teams sind bei der Visite wichtig, da:

- In der Visite werden die Beobachtungen der einzelnen Berufsgruppen geschildert, zusammengefasst, bewertet und sorgen so für eine Entscheidung in der Behandlungsstrategie.
- Häufig fühlt sich der Patient in der Visite nicht in der Lage, seine Wünsche und Bedürfnisse zu äußern. Im Tagesverlauf werden solche Dinge im Gespräch mit der Pflegefachkraft deutlich, die sie dann bei der Visite vorstellen kann.
- Durch ihre Erfahrung und Beobachtungsfähigkeit können die Pflegenden bei der Visite Veränderungen einzelner Symptome wiedergeben und somit für eine Überprüfung der Therapie sorgen.
- Pflegende stellen ihre bisher geleisteten Therapieansätze zur Prophylaxe vor und können somit die Behandlungsstrategie unterstützen.

… das muss ich ansprechen …

Die Pflegefachkraft Claudia ist sehr erfreut, seit mehreren Tagen macht Frau Treiber endlich Fortschritte in der Mobilität. Sie geht mittlerweile etwa den halben Flur auf und ab. Da die Dekanülierung von Frau Treiber und der Verschluss ihres Tracheostomas davon abhängen, ist der Fortschritt toll. Aber immer dann, wenn Frau Treiber sich auf dem Flur befindet, ist keiner der Stationsärzte da, um diesen bewegenden Moment zu sehen. Claudia möchte das heute in der Visite unbedingt thematisieren und den morgigen Tag zum Abkleben vorschlagen.

■ **Zusätzlich anwesende Teilnehmer**

In jedem Fall der betreuende Assistenzarzt und ggf. (je nach Visitengrund) die anderen Fachdisziplinen.

Checkliste zur Vorbereitung der Visite
— Gibt es für den Behandlungsprozess relevante Beobachtungen, die dem interdisziplinären Team noch nicht bekannt sind?
— Liegen aktuelle Untersuchungsergebnisse vor, die dem Pflegeteam noch nicht bekannt sind und in der Visite besprochen werden können?
— Gibt es Unklarheiten hinsichtlich des Medikamenten- bzw. Therapieplans?
— Liegen pflegerische Probleme vor, die den Behandlungsprozess beeinflussen?
— Gibt es Unklarheiten hinsichtlich der Therapierichtung?
— Liegen dem Pflegeteam wichtige sozialanamnestische Informationen vor, die dem Behandlungsteam zur Verfügung gestellt werden müssen?
— Gibt es Dinge, die im Behandlungsprozess noch keine Berücksichtigung finden? Evaluierbar anhand

von Pflegemodellen, z. B. den Aktivitäten des täglichen Lebens (ATL) von L. Juchli: Für Sicherheit sorgen (Neurologie), Atmen, Wach sein und schlafen, sich waschen und kleiden, sich bewegen, Essen und Trinken, Körpertemperatur regulieren, Ausscheiden, Kommunizieren, sich als Frau oder Mann fühlen, sich beschäftigen, Sinn finden.

4.2.5 Bobathexperte

Die Physiotherapeutin Berta Bobath und der Neurologe und Kinderarzt Karel Bobath entwickelten einen problemlösenden Ansatz zur Befundung und Behandlung von Menschen mit neurologischen Erkrankungen. Dabei spielt das Alter des Patienten oder der Ursprung der Erkrankung keine Rolle: Säuglinge, Kinder und Erwachsene mit zerebralen Bewegungsstörungen, sensomotorischen Störungen und neuromuskulären Erkrankungen können behandelt werden. Die Bobath-Therapie wird in der Klinik bei Patienten mit Apoplex, multipler Sklerose, intrazerebralen Blutungen, Schädel-Hirn-Traumen, Erkrankungen des Rückenmarks, Enzephalitis, Hirntumoren, Morbus Parkinson und peripheren Nervenschädigungen durchgeführt. Großer Vorteil dieses Konzepts ist die variable Anwendbarkeit und der ausreichende Freiraum, sodass das Konzept den neuesten wissenschaftlichen Erkenntnissen angepasst werden kann.

Besonders in Abteilungen mit neurologisch Erkrankten ist das Bobarth-Konzept bei den Pflegenden beliebt. Spezielle Weiterbildungen zum Bobath-Experten sind möglich, um andere Kollegen anzuleiten und zu trainieren. Ihre besondere Fachexpertise setzt die Pflegefachkraft ein, um Pflegemaßnahmen festzulegen und Therapieziele im interdisziplinären Team festzulegen. Dieses Wissen ist v. a. im Setting der Visite wertvoll.

- **Visitenteilnahme**

Geriatrische und neurologische Visite sowie Visiten anderer Disziplinen, die eine spezielle Beratung des Bobath-Experten wünschen.

- **Vorteile**

Im neurologischen Kontext ist es dem Bobath-Experten möglich zusammen mit anderen an der Bewegung des Patienten beteiligten Berufsgruppen, z. B. Ergotherapeut, Physiotherapeut, etc., Defizite zu erkennen und Therapieansätze festzulegen. Diese Überprüfungen können in einer speziellen Visite mit den o. g. Beteiligten durchgeführt werden. Es ist wichtig in einer klassischen Visitensituation dem behandelnden Arzt einen Überblick zu geben, welche Ressourcen erkannt und welche Probleme behandelt wurden.

- **Zusätzlich anwesende Teilnehmer**

Pflegefachkraft, Stationsarzt, ggf. Schichtleitung, Physiotherapeuten.

Checkliste zur Vorbereitung der Visite
- Liegen sich verändernde oder aktuelle Beobachtungen hinsichtlich des neurologischen Zustands vor?
- Gibt es Pflegeprobleme hinsichtlich der Bewegung, die in der Visite besprochen werden müssen?
- Gibt es medizinisch begründbare Einschränkungen in der Therapie der Bewegung, die der Bobath-Experte für die Behandlung wissen muss?
- Liegt ein aktuelles pflegerisches Behandlungskonzept vor, das dem interdisziplinären Team vorgestellt werden muss?

4.2.6 **Chefarzt**

In Deutschland ist der Chefarzt der verantwortliche leitende Arzt einer bestimmten medizinischen Abteilung. Teilweise wird der Chefarzt auch leitender Arzt genannt. Er ist Facharzt auf dem Gebiet der zu leitenden Abteilung. Je nach Struktur des einzelnen Krankenhauses ist er nicht nur Ärzten, sondern auch anderen Berufsgruppen, wie Psychologen, Sozialarbeitern, Physiotherapeuten, Verwaltungsangestellten usw. vorgesetzt.

Bei der Umsetzung der betriebswirtschaftlichen und medizinischen Ziele erhält der Chefarzt Unterstützung durch die ihm untergeordneten Oberärzte. Dennoch findet je nach Struktur des Krankenhauses in regelmäßigen Abständen eine Chefarztvisite bei allen Patientengruppen statt.

- **Visitenteilnahme**
Chefarztvisite.

- **Vorteile**
In der Chefarztvisite können untergeordnete Mitarbeiter der Abteilung Unklarheiten darstellen und um Rat bei der Lösung des Problems bitten. Häufig wirkt eine Chefarztvisite wie eine Übergabe, da der behandelnde Stationsarzt den Patienten dem Chefarzt vorstellen muss. Diese Übersicht ermöglicht es auch anderen Beteiligten einen schnellen Überblick zu erhalten und Impulse in der Behandlung festzustellen.

- **Zusätzlich anwesende Teilnehmer**
Pflegefachkraft, ggf. Schichtleitung, Oberarzt, Stationsarzt.

Checkliste zur Vorbereitung der Visite
- Welche Fragestellungen müssen mit dem Chefarzt geklärt werden?
- Hat der Assistenzarzt alle notwendigen Vorbereitungen getroffen (▶ Abschn. 4.2.2, ▶ Checkliste zur Vorbereitung der Visite)?

4.2.7 Ergotherapeut

Ziel der Ergotherapie ist es, den kranken Menschen bei Tätigkeiten der Selbstversorgung, Produktivität und Freizeit zu stärken. Dabei spielt das Alter des Patienten keine Rolle. Jeder Mensch, der in seiner Handlungsfähigkeit stark oder potenziell eingeschränkt ist, erhält eine Ergotherapie.

Im klinischen Setting finden sich Ergotherapeuten v. a. in der Pädiatrie, in der Neurologie, Orthopädie, Traumatologie, Rheumatologie, Geriatrie und Psychiatrie. Daher ist es von Vorteil, wenn Ergotherapeuten in regelmäßigen Abständen an Visiten dieser Fachdisziplinen teilnehmen. Hier können die persönlichen Eindrücke besprochen und gemeinsame Ziele für die weitere Behandlung festgelegt werden.

▪ Visitenteilnahme

Geriatrische, neurologische, orthopädische und psychiatrische Visite und Visiten anderer Disziplinen, die eine Beteiligung des Ergotherapeuten wünschen.

▪ Vorteile

Die Ergotherapie ist ein kontinuierlicher Prozess, der zeit- und ressourcenintensiv ist. Daher sollte der Ergotherapeut seine persönlichen Erfahrungen und Eindrücke, die den Patienten betreffen, im Rahmen der Visiten vorstellen, damit alle anderen am Behandlungsprozess beteiligten Personen, sich einen Gesamteindruck über den Patienten verschaffen können.

- **Zusätzlich anwesende Teilnehmer**

Pflegefachkraft, Stationsarzt, ggf. Schichtleitung.

Checkliste zur Vorbereitung der Visite
- Gibt es aktuelle Untersuchungsergebnisse, die in der Visite vorgestellt werden müssen?
- Gibt es Handlungsbedarf hinsichtlich festgestellter Probleme beim Patienten, die in der Visite abgeklärt werden müssen?
- Liegt ein organisatorischer Bedarf vor, der durch das behandelnde Team initiiert werden muss?
- Entspricht die Ergotherapie dem aktuellen Therapiestand oder sollte sie angepasst werden?

4.2.8 Hebamme

Zum interdisziplinären geburtshilflichen Team gehören neben der Hebamme auch der Gynäkologe und die betreuende Krankenschwester. Postnatal ist es im stationären Bereich sinnvoll eine Visite in Kombination mit der Hebamme durchzuführen, um die Patientin umfassend hinsichtlich der Mutterschaft betreuen und beraten zu können. Die Informationen müssen gebündelt und in der Visitensituation ausgetauscht werden.

- **Visitenteilnahme**

Geburtshilfliche und gynäkologische Visite.

- **Vorteile**

Durch ihr Wissen und ihre Erfahrung hat die Hebamme einen Überblick über die Patientin. Auch hier liegt natürlich der Fokus auf Informationen zu bündeln und einen Informationsgleichstand in den beteiligten Berufsgruppen herzustellen.

- **Zusätzlich anwesende Teilnehmer**

Pflegefachkraft, Stationsarzt, ggf. Schichtleitung, Laktationsbeauftragte.

> **Checkliste zur Vorbereitung der Visite**
> - Gibt es aktuelle Untersuchungsergebnisse, die in der Visite vorgestellt werden müssen?
> - Gibt es Handlungsbedarf hinsichtlich festgestellter Probleme beim Patienten, die in der Visite abgeklärt werden müssen?
> - Benötigt die Patientin weiter Unterstützung durch die Hebamme?

4.2.9 Hygienefachpflegende

In einer ein- bis zweijährigen (konzentrierte Weiterbildung/berufsbegleitende Weiterbildung) Weiterbildung mit staatlichem Abschluss ist es möglich, sich als Fachkrankenschwester/-pfleger für Hygiene, umgangssprachlich Hygienefachkraft, weiterzubilden. Jede Berufsgruppe im Krankenhaus benötigt einen Hygieneverantwortlichen, der eine beratende und anleitende Funktion hat. Aufgabe ist u. a. die Überwachung der grundsätzlichen Krankenhaushygiene und der hygienischen Maßnahmen im Rahmen eines vorher erarbeitenden Hygieneplans. Die Hygienefachkraft unterrichtet die verantwortlichen Mitarbeiter und bietet eine Beratung zur Infektionsvermeidung an. In komplexen Infektionssituationen kann die Hygienefachkraft beratend während der Visite zur Seite stehen und z. B. darüber aufklären, welche besonderen Hygienemaßnahmen in diesem Fall notwendig sind.

… Hilfe, was nun …

Plötzlich ist der da, der positive Tuberkulose-Befund bei Herrn Schreiber. Alle Kolleginnen und Kollegen des interdisziplinären Teams sind aufgeregt und suchen nach Möglichkeiten sich und andere zu schützen. *»Kann sich noch einer an die Ausbildung erinnern?«* … *»Wie war das doch gleich?«* … Schließlich hat man heut zu Tage auf einer neurologischen Allgemeinstation so gut wie gar nichts mit TBC zu tun. Pflegefachkraft Frank hat die Idee, Ivana, die zuständige Hygienefachpflegekraft, anzurufen. Frank bittet sie: *»Ivana, einer unserer Patienten hat einen positiven TBC-Befund und wir haben keine Ahnung, was wir beachten müssen. Kannst du uns helfen?«*. Ivana berichtet am Telefon die wichtigsten Aspekte und sagt: *»Frank, wann macht ihr Übergabe? Ich komme dann vorbei und erzähle dem Team alles, was ihr beachten müsst und ihr könnt eure Fragen stellen.«*.

■ Visitenteilnahme

Grundsätzlich alle Visiten, bei denen es hygienische oder infektiologische Besonderheiten gibt.

■ Vorteile

In Situationen, in denen eine besondere Hygienemaßnahme erforderlich wird, kann während der Visite eine schnelle, unkomplizierte Anleitung und Ist-Stand-Erhebung erfolgen. Gerade im Zusammenhang mit resistenten Keimen ist ein hoher hygienischer Standard notwendig. Hier kann die Hygienefachkraft das interdisziplinäre Team unterstützen.

■ Zusätzlich anwesende Teilnehmer

In jedem Fall die betreuende Pflegefachkraft und der behandelnde Arzt sowie ggf. je nach Visitenausrichtung das weitere Personal, bei komplexen Situationen häufig in Zusammenarbeit mit dem Mikrobiologen.

Checkliste zur Vorbereitung der Visite
- Gibt es aktuelle Untersuchungsergebnisse, die in der Visite vorgestellt werden müssen?
- Gibt es Handlungsbedarf hinsichtlich festgestellter Probleme beim Patienten, die in der Visite abgeklärt werden müssen?
- Gibt es Fragen aus dem therapeutischen Team – dieses inkludiert den Patienten – hinsichtlich spezieller Hygienemaßnahmen?
- Benötigt das behandelnde Team einen speziellen Hygieneplan?
- Liegt ein aktueller Beratungsbedarf vor, der in der Visite initiiert werden kann?
- Benötigt der Patient weiteren Beratungsbedarf, der in einem anschließenden Gespräch geklärt werden kann?

4.2.10 Laktationsbeauftragte

Das neugeborene Baby zu stillen ist die natürlichste und im Normalfall beste Ernährung. Die Laktationsbeauftrage ist eine wichtige Ansprechpartnerin bei der Beratung und Anleitung zum Stillen. So ist eine harmonische und perfekte Beziehung zwischen stillender Mutter und Kind möglich. Die Aufgaben einer Laktationsbeauftragten ist die Beratung und Schulung der (werdenden) Mutter und auch Anleiterin für das interdisziplinäre Team. In einer akuten psychischen Krise der Mutter ist die Laktationsbeauftrage Ansprechpartnerin und vermittelt Sicherheit.

- **Visitenteilnahme**

Geburtshilfliche und gynäkologische Visite

- **Vorteile**

Die Laktationsbeauftrage kann entscheidende Hinweise auf den Zeitpunkt der bevorstehenden Entlassung geben und die Mitglieder des interdisziplinären Teams mit ihren Beobachtungen unterstützen.

- **Zusätzlich anwesende Teilnehmer**

Pflegefachkraft, Stationsarzt, ggf. Schichtleitung, Hebamme.

> **Checkliste zur Vorbereitung der Visite**
> - Gibt es aktuelle Beobachtungsergebnisse, die in der Visite vorgestellt werden müssen?
> - Gibt es Handlungsbedarf hinsichtlich festgestellter Probleme beim Patienten, die in der Visite abgeklärt werden müssen?
> - Benötigt die Patientin weitere Unterstützung durch die Laktationsbeauftrage?
> - Benötigt die Patientin noch einen Ausbau der häuslichen Infrastruktur und müssen noch Dinge organisiert/verschrieben werden?

4.2.11 Mikrobiologe

Der Mikrobiologe ist entweder ein Arzt mit Facharztausbildung »Mikrobiologie« oder ein Biologe mit Weiterbildung »Fachnaturwissenschaftler für medizinische Mikrobiologie und Infektionsepidemiologie (sog. »medizinischer Fachmikrobiologe«)« der Deutschen Gesellschaft für Hygiene und Mikrobiologie (DGHM) und des Berufsverbands der Ärzte für Mikrobiologie, Virologie und Infektionsepidemiologie (BÄMI). Die Abteilung der Mikrobiologe unterscheidet sich in

- Bakteriologie, die Wissenschaft und Lehre von den Bakterien,
- Mykologie, die Wissenschaft und Lehre von den Pilzen und
- Virologie, die Wissenschaft und Lehre von den Viren.

Natürlich ist der Mikrobiologe überwiegend diagnostisch im Labor tätig, um therapierelevante Ergebnisse von eingesandten Proben zu ermitteln. Zudem ist der Mikrobiologe auch Berater: er gibt u. a. antibiotische, antivirale oder antimykotische Therapieempfehlungen für den behandelnden Arzt in dem immer komplexer werdenden mikrobiologischen Setting. Mittlerweile ist es üblich, dass es auf den Stationen mikrobiologische Visiten gibt, während der es für den Mikrobiologen möglich ist, ein klinisches Bild des Patienten zu bekommen und Diagnosen anhand der allgemeinen Krankenbeobachtung, Symptomatik und den vorliegenden Befunden zu stellen.

Zusätzlich ist in Zusammenarbeit mit dem Apotheker auch eine Beratung über die korrekte Verabreichung und Einnahme der antiinfektiven Therapie möglich. Dies ist sinnvoll, da nicht nur das richtige Antibiotikum, sondern auch die richtige Verabreichung Basis des therapeutischen Erfolgs zu sein scheint.

■ **Visitenteilnahme**

Mikrobiologische Visite.

■ **Vorteile**

Durch den persönlichen Eindruck des Mikrobiologen kann dieser in Kombination mit den vorliegenden Befunden Diagnosen stellen, die für die Therapie des betroffenen Patienten unerlässlich sind. Er kann durch die ständige persönliche Überprüfung der herausgegebenen Therapieempfehlungen, die eigene Fachexpertise erweitern.

- **Zusätzlich anwesende Teilnehmer**

Pflegefachkraft, ggf. Schichtleitung, Stationsarzt, Assistenzarzt und die Hygienefachkraft.

Checkliste zur Vorbereitung der Visite
- Gibt es aktuelle Untersuchungsergebnisse, die in der Visite vorgestellt werden müssen?
- Gibt es Handlungsbedarf hinsichtlich festgestellter mikrobiologischer Probleme beim Patienten, die in der Visite abgeklärt werden müssen?
- Ist die aktuelle antibiotische Therapie auf die vorliegenden Ergebnisse abgestimmt?
- Müssen spezielle Hygienemaßnahmen eingehalten werden, über die das therapeutische Team informiert sein muss?
- Benötigt das interdisziplinäre Team Unterstützung bei der Umsetzung der angeordneten Hygienemaßnahmen?
- Benötigt das interdisziplinäre Team Beratung und Anleitung beim Einsatz der empfohlenen antiinfektiven Therapie?

4.2.12 Oberarzt

Der Oberarzt hat leitende Funktion und je nach organisatorischer Einteilung übernimmt er medizinische und personelle Verantwortung für einen festgelegten Bereich, z. B. Abteilungen oder Stationen. Als Facharzt hat er ausreichend Erfahrung und Wissen, um Assistenzärzte in ihren Handlungen mit Rat und Tat zu unterstützen bzw. die ausgeführten Handlungen im Sinne der Anleitung zu kontrollieren. Je nach klinikinternen Regelungen gibt es klar definierte Kompetenzbereiche, die nur von einem leitenden Arzt entschieden werden können, so z. B. die Indikationsstellung für eine bestimmte Therapie, Intervention oder Operation.

Als leitender Oberarzt wird der ständige Vertreter des Chefarztes bezeichnet. Ein Funktionsoberarzt ist ein »Oberarztanwärter«. Von seiner Ausbildung und seiner Kompetenz wird ein Facharzt zum Oberarzt ernannt, es ist allerdings in der Abteilung keine Oberarztstelle frei, häufig nimmt der Funktionsoberarzt am Oberarztdienst der jeweiligen Klinik teil.

■ Visitenteilnahme

Chefarztvisite, Oberarztvisite und jede andere Visite, in der eine Oberarztentscheidung benötigt wird.

■ Vorteile

Organisatorisch ist es nicht immer einfach eine Oberarztvisite im Rahmen der vielfältigen Aufgaben des Oberarztes zu organisieren. Aber er kann in einer kurz vorgestellten Patientensituation weitreichende Entscheidungen treffen, die für den Erfolg der Behandlung entscheidend sind.

■ Zusätzlich anwesende Teilnehmer

Pflegefachkraft, ggf. Schichtleitung, Stationsarzt, Assistenzarzt.

Checkliste zur Vorbereitung der Visite
- Welche Fragestellungen müssen mit dem Oberarzt geklärt werden?
- Hat der Assistenzarzt alle notwendigen Vorbereitungen getroffen (▶ Abschn. 4.2.2, ▶ Checkliste zur Vorbereitung der Visite)?

4.2.13 Onkologe

Die Onkologie ist ein Teilgebiet der inneren Medizin. Der Onkologe befasst sich mit der Prävention, Diagnostik und (konservativen) Therapie von Krebserkrankungen. Seine Expertise wird nicht nur im internistischen Setting benötigt, sondern auch in den chirurgischen oder anderen operativen Abteilungen, wie z. B. der Gynäkologie.

In sog. Tumorboards, an denen unterschiedliche Fachabteilungen – Onkologen, operativ tätige Ärzte unterschiedlicher Fachrichtungen (z. B. Chirurgie, Gynäkologie, Urologie), Radiologen, Strahlentherapeuten und Pathologen – beteiligt sind, werden Patientenfälle vorgestellt. Dabei einigen sich die beteiligten Disziplinen auf die beste Therapie für den konkreten Fall.

■ Visitenteilnahme

Chirurgische, gynäkologische, internistische, onkologische, orthopädische Visite, tägliche Visite.

■ Vorteile

Im Rahmen der bereits bekannten Vorteile der Interdisziplinarität ist der Patient bestmöglich versorgt, wenn auch fachfremde medizinische Kollegen an einer Visite teilnehmen. Alle Expertisen werden zusammengetragen und die bestmögliche Behandlungsstrategie kann erarbeitet werden. Durch eine ausführliche Beratung im Anschluss der Visite kann der Onkologe den Patienten aufklären und eine Therapie nach Patientenwunsch organisieren und später durchführen.

- **Zusätzlich anwesende Teilnehmer**

Pflegefachkraft, ggf. Schichtleitung, Stationsarzt, Assistenzarzt.

Checkliste zur Vorbereitung der Visite
- Gibt es aktuelle Untersuchungsergebnisse, die in der Visite vorgestellt werden müssen?
- Gibt es Handlungsbedarf hinsichtlich festgestellter onkologischer Befunde beim Patienten, die in der Visite abgeklärt werden müssen?
- Ist das aktuelle Therapieprozedere auf die vorliegenden Ergebnisse abgestimmt?
- Benötigt das interdisziplinäre Team Unterstützung bei der Umsetzung der angeordneten Behandlungsmaßnahmen?

4.2.14 Pain-Nurse

In einer mehrmonatigen, berufsbegleitenden Weiterbildung kann sich eine Krankenschwester zur sog. algesiologischen Fachassistenz oder Pain-Nurse ausbilden lassen. Die Weiterbildung ist v. a. theoretisch und von medizinischem Wissen geprägt. Jedoch geht es nicht nur um die Schmerzmitteleinnahme, sondern auch um alternative Heilmethoden, Schulung und Beratung.

Im stationären Bereich berät eine Pain-Nurse die Patienten, gibt Empfehlungen im interdisziplinären Team und leitet neue Kollegen an. Wenn ein Akutschmerzdienst in der Klinik etabliert ist, dann visitiert die Pain-Nurse die zu behandelnden Patienten in regelmäßigen Abständen, erfasst die Schmerzsituation und leitet nach SOP eine Schmerztherapie ein bzw. spricht Empfehlungen zur Behandlung der Schmerzen aus.

- **Visitenteilnahme**

Schmerzvisite und Visiten anderer Disziplinen, die eine Beratung des Schmerzexperten vorsehen.

- **Vorteile**

Pflegefachkräfte sind durch ihre Tätigkeit immer nah am Patienten und können so schnell und unkompliziert Schmerzen detektieren. Wenn Pflegekräfte im Rahmen einer SOP und eines etablierten Schmerzexpertennetzwerks durch Pain-Nurses Schmerzen behandeln können, dann geschieht das meist sofort und ohne langes Warten auf eine ärztliche Anordnung.

Regelmäßige Visiten der Pain-Nurse im Rahmen des Akutschmerzdienstes zeigen ein hohes Maß an Versorgungsqualität und sorgen für einen positiven Effekt bei der Klinikwahl durch die Patienten.

- **Zusätzlich anwesende Teilnehmer**

Pflegefachkraft, ggf. Schichtleitung, Stationsarzt, Assistenzarzt.

Checkliste zur Vorbereitung der Visite
- Liegt ein aktuelles exazerbiertes Schmerzereignis vor, das u. U. auf gewisse Komplikationen hinweist, die dem behandelnden Team vorgestellt werden müssen?

- Liegen aktuelle Ergebnisse vor, die auf Indikationen oder Kontraindikationen von verschiedenen schmerztherapeutischen Verfahren hinweisen?
- Muss eine Schmerzanamnese durchgeführt werden oder liegen bereits Ergebnisse vor?

4.2.15 Physiotherapeut

Im Rahmen einer interdisziplinären Behandlung oder einem multimodalen Therapieansatz (◘ Abb. 4.2) ist jede behandelnde Berufsgruppe vergleichbar. Gerade in diesem

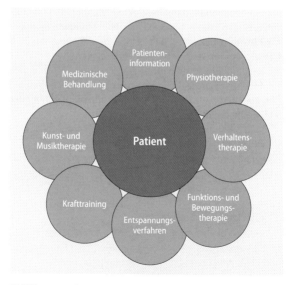

◘ **Abb. 4.2** Multimodales Therapiekonzept

Zusammenhang ist ein Physiotherapeut durch seine hohe Fachexpertise über Einschränkungen und Krankheiten des Bewegungsapparats in einem solchen Therapiekonzept unerlässlich.

- **Visitenteilnahme**

Geriatrische, orthopädische und Schmerzvisite.

- **Vorteile**

Gerade in Disziplinen, die sich u. a. mit Krankheitsbildern, die den Bewegungsapparat betreffen, beschäftigen, ist eine Visitenteilnahme des Physiotherapeuten sinnvoll. Durch seine Beobachtungen im Umgang mit dem Patienten kann er anhand der vorliegenden Bewegungsabläufe Diagnosen verfestigen, Therapieansätze initiieren und einen Verlauf fest- und sicherstellen. Im Zusammenhang mit einem interdisziplinären Therapiekonzept erscheint es notwendig, dass der Physiotherapeut – ebenso wie andere Berufsgruppen – an der Visite teilnimmt und die Beteiligten unterstützt.

- **Zusätzlich anwesende Teilnehmer**

Pflegefachkraft, ggf. Schichtleitung, Stationsarzt, Assistenzarzt.

Checkliste zur Vorbereitung der Visite
- Gibt es aktuelle Beobachtungen des Physiotherapeuten, die in der Visite vorgestellt werden müssen?
- Gibt es Handlungsbedarf hinsichtlich festgestellter Probleme, die den Bewegungsapparat des Patienten betreffen, die in der Visite abgeklärt werden müssen?
- Ist das aktuelle Therapieprozedere auf die vorliegenden Ergebnisse abgestimmt?

- Benötigt das interdisziplinäre Team Unterstützung bei der Umsetzung der angeordneten Behandlungsmaßnahmen?
- Liegt ein aktueller Hilfsmittelbedarf vor, der organisiert (verordnet) werden muss?
- Gibt es spezielle behandlungstherapeutische Ansätze, die dem interdisziplinären Team vorgestellt werden müssen?

4.2.16 Psychotherapeut

Trotz seiner Schweigepflicht dem medizinischen Team gegenüber, ist der Psychotherapeut dennoch in vielen medizinischen Disziplinen ein wichtiges Bindeglied zwischen Arzt, Pflege und Patient. Der Psychotherapeut kann es schaffen, notwendige Behandlungsschritte für den Patienten emotional verstehbar zu machen. Damit kann er, Bewältigungsstrategien aktivieren bzw. generieren, die dem Patienten auf dem ggf. langen Genesungsweg Kraft geben.

Die Teilnahme des Psychotherapeuten an einer Visite ist sinnvoll, um gewisse Schemen darzustellen. Diese sind vorher mit dem Patienten abzusprechen.

- **Visitenteilnahme**

Psychiatrische Visite, Schmerzvisite und Visiten anderer Disziplinen, die eine Anwesenheit des Psychotherapeuten wünschen.

- **Vorteile**

In anspruchsvollen Lebensphasen ist es u. U. möglich, dass ein kranker Mensch Schwierigkeiten mit dem Aufbau von Vertrauen hat. Wenn ein enger psychologischer, vertrauens-

voller Kontakt herrscht, ist es sinnvoll, diesen in der Visitensituation zu nutzen.

■ **Zusätzlich anwesende Teilnehmer**

Pflegefachkraft, ggf. Schichtleitung, Stationsarzt, Assistenzarzt, Ergotherapeut, Sozialdienst und ggf. Onkologe.

Checkliste zur Vorbereitung der Visite

— Welche Ergebnisse kann der Psychologe in der Visite
vorstellen, ohne das Vertrauen des Patienten bzw.
die Schweigepflicht und das persönliche Ethos zu
verletzen?

— Gibt es aktuelle Untersuchungsergebnisse, die in der
Visite vorgestellt werden müssen?

— Gibt es Handlungsbedarf hinsichtlich festgestellter
psychologischer Befunde beim Patienten, die in der
Visite abgeklärt werden müssen?

— Ist das aktuelle Therapieprozedere auf die vorliegenden Ergebnisse abgestimmt?

4.2.17 Schichtleitung

Auf vielen Stationen hat sich mittlerweile das Prinzip
der Schichtleitung etabliert. Eine Schichtleitung koordiniert, organisiert, überwacht und unterstützt. Sie koordiniert die Abläufe der Station in der jeweiligen Schicht.
Dazu zählt z. B. das Festlegen des Zeitfensters für Ent-
lassungen und Aufnahmen, Vor- und Nachbereitung von
diagnostischen Maßnahmen, der Visite usw. Außerdem
koordiniert sie die Durchführung gewisser Tätigkeiten
und das Vorhandensein der dazu benötigten Materialien.
Sie übernimmt die Einteilung der Zimmer, ändert ggf.

die klassischen Einteilungsmuster anhand der Arbeitsintensität.

In einigen Tätigkeitsbereichen überschneidet sich das Aufgabengebiet zur Stationssekretärin. Deutlicher Unterschied ist, dass die Schichtleitung eine Pflegefachkraft mit Berufserfahrung ist und aufgrund dieser Kompetenz anleitende und unterstützende Funktion hat. Somit ist sichergestellt, dass auch neue Mitarbeiter eine situationsabhängige Anleitung erhalten. Die Schichtleitung stellt den Vermittler zwischen den Berufsgruppen dar, indem sie Anfragen beider Seiten filtert und ggf. selbstständig bearbeitet. Um dies leisten zu können, betreut die Schichtleitung weniger oder gar keine Patienten.

▪ **Visitenteilnahme**

Bei allen Visiten, teilweise auch punktuell.

▪ **Vorteile**

Die erfahrene Pflegefachkraft kann in der Visitensituation den betreuenden Pflegenden unterstützen. Durch ihren gesamten Überblick ist es möglich, in der Visite einige organisatorische Dinge direkt festzulegen bzw. zu klären. Außerdem ist so ein guter Überblick über die Station gegeben, um z. B. arbeitsintensivere Bereiche der Station besser unterstützen zu können.

▪ **Zusätzlich anwesende Teilnehmer**

Alle am Behandlungsprozess beteiligten Berufsgruppen – je nach Visitensituation.

Checkliste zur Vorbereitung der Visite
- Benötigt die behandelnde Pflegefachkraft Unterstützung bei der Visite?
- Gibt es Beobachtungen der Schichtleitung, die vorgestellt werden müssen?
- Gibt es Anordnungen, die einen erhöhten organisatorischen Aufwand verursachen, um umgesetzt zu werden?
- Liegen Fragen aus dem Team vor, die die Schichtleitung in der Visite gebündelt stellen kann und die Antworten ins Team transportiert?

4.2.18 Sozialdienst

Der Sozialdienst organisiert die sozialen Belange, die den Patienten im Zusammenhang seiner Erkrankung bzw. seines Krankenhausaufenthalts betreffen. Erfolgreich ist der Sozialdienst durch die ausführliche Beratung, die Vermittlung von Hilfs- bzw. Unterstützungsdiensten, die Organisation und Koordination der anstehenden Maßnahmen in enger Zusammenarbeit mit dem Patienten. Der Sozialdienst stellt ebenfalls den Vermittler dar, zwischen dem Patienten, seiner Angehörigen und dem behandelnden Team. Ebenfalls kümmert sich der Sozialdienst ggf. um die Wiedereingliederung eines Patienten ins Berufsleben nach langer Krankheit.

Der Sozialdienst unterstützt den Patienten bei der bürokratischen und persönlichen Bewältigung wichtiger Aufgaben, die seine weitere Behandlung bzw. seinen weiteren Lebensweg betreffen:
- Medizinische Rehabilitation,
- Schwerbehindertenrecht,

- Informationen und Beratung zur Renten-, Kranken- und Pflegeversicherung,
- Informationen zum ambulanten Pflegedienst, zur Haushaltshilfe, zur Kurzzeit- oder Dauerpflege und zum Hospiz,
- Beratung zum zukünftigen Berufsleben bzw. zu finanziellen Fragen.

Daher ist die Implementierung des Sozialdienstes im Krankenhaus im interdisziplinären Team notwendig.

■ Visitenteilnahme

Der Kliniksozialdienst sollte punktuell an der Visite teilnehmen, die einen Patienten, der vom Sozialdienst betreut wird, betreffen sowie auf Anfrage der Stationsmitarbeiter.

■ Vorteile

In Zeiten immer komplizierterer Abrechnungsvarianten und Beachtung von DRGs ist eine enge Planung des Krankenhausaufenthalts wichtig und notwendig. Der Sozialdienst muss frühzeitig involviert werden, damit die Prozesse nahtlos übergehen können. Eine Visite ist der richtige Zeitpunkt, um die anstehenden Planungen zu vervollständigen bzw. dem interdisziplinären Team und dem Patienten bekannt zu machen.

■ Zusätzlich anwesende Teilnehmer

Pflegefachkraft, ggf. Schichtleitung, Stationsarzt, Assistenzarzt, Ergotherapeut und der Psychotherapeut.

Checkliste zur Vorbereitung der Visite
— Gibt es einen planbaren Horizont hinsichtlich einer Anschlussheilbehandlung bzw. Entlassung?
— Sind für diesen nächsten Schritt bereits einleitende Schritte, z. B. Sozialdienst, initiiert?
— Liegen für die geplanten Maßnahmen Kostenübernahmeerklärungen der Versicherungen vor?
— Ist der Patients mit den angestrebten Maßnahmen einverstanden bzw. zufrieden oder gibt es noch Beratungsbedarf hinsichtlich des Nutzens der Maßnahmen?

4.2.19 Stationsarzt[3]

In der Struktur des Krankenhauses ist der Stationsarzt derjenige, der die Prozesse und die Strukturen aus ärztlich-therapeutischer Sicht koordiniert und leitet. Im hierarchischen Verhältnis innerhalb der Berufsgruppen sind der Stationsarzt mit der Schichtleitung und der Assistenzarzt mit der betreuenden Pflegefachkraft vergleichbar. Der Stationsarzt übernimmt die führende Rolle in der Koordination der Visite.

■ **Visitenteilnahme**
Selbstverständlich nimmt der Stationsarzt an allen Visiten seiner betreuenden Station teil.

---

3 Gerade auf (interdisziplinären) Stationen kleinerer und mittlerer Krankenhäuser sind Stationsarzt und Assistenzarzt dieselbe Person und nehmen entsprechend die Aufgaben beider Funktionen war.

■   **Vorteile**

Eine hauptverantwortliche Figur in den Prozessen des Stationsalltags ist von großem Vorteil. So laufen die Fäden immer bei einer Person zusammen, die Informationen filtern kann und entsprechend an die richtigen Personen weiterleitet.

■   **Zusätzlich anwesende Teilnehmer**

In jedem Fall der betreuende Assistenzarzt und die betreuende Pflegefachkraft sowie ggf. (je nach Visitengrund) alle anderen Mitglieder des erweiterten interdisziplinären Visitenteams.

Checkliste zur Vorbereitung der Visite
→ Hat der Assistenzarzt alle notwendigen Vorbereitungen getroffen (s. Checkliste Assistenzarzt)?

Literatur

Cypionka H (2010) Grundlagen der Mikrobiologie. 4. Aufl. Springer, Heidelberg Berlin

Menche N (2014) Pflege Heute. 6. Aufl. Elsevier, München

Rüden H, Gastmeier P (2004) Rollen und Aufgaben der Hygienefachkräfte und des Krankenhaushygienikers unter besonderer Berücksichtigung von Kosten-Nutzen-Aspekten. Bundesgesundheitsblatt 47: 323–328

Scheepers C, Steding-Albrecht U, Jehn P (2015) Ergotherapie. Vom Behandeln zum Handeln. Lehrbuch für Ausbildung und Praxis. 5. Aufl. Thieme, Stuttgart

Viebrock H, Forst B (2007) Bobath. Thieme, Stuttgart

Eine sinnvolle Struktur für die Visite

Alexander Forster

A. Forster, *Visite! – Kommunikation auf Augenhöhe im interdisziplinären Team (Top im Gesundheitsjob)*, DOI 10.1007/978-3-662-53699-5_5
© Springer-Verlag GmbH Deutschland 2017

5.1 Vorbereitung: Informationen sammeln

Die Interdisziplinarität ist unbestritten eine notwendige Säule innerhalb des stationären Settings. Damit alle Beteiligten den gleichen Informationsstand haben und somit eine zielgerichtete Therapie möglich ist, ist die tägliche Visite von besonderer Wichtigkeit. Schließlich bietet sie die Möglichkeit ein regelmäßiges Update aller Beteiligten anzubieten. Unterschiedliche Ziele verursachen ein hohes Maß an Unzufriedenheit, sodass die Visite nicht nur für die Patienten sondern auch für alle Kollegen wichtig für die Zufriedenheit ist.

Damit eine Visite gelingt, ist es notwendig, den Prozess klar zu strukturieren, um die Zeitreserven aller Beteiligten nicht unnötig zu strapazieren, Frust zu erhöhen und zahllose Therapieansätze zu unterbinden.

Um aber eine Therapierichtung innerhalb der Visite vorzustellen, muss der Verantwortliche folgende Fragen beantworten können:

■ **Wegen welcher Hauptdiagnose wird der Patient im klinischen Setting behandelt?**

- In den Zeiten des medizinischen Fortschritts werden Menschen immer älter und haben komplexere Krankheitsbilder mit guter Aussicht auf einen Behandlungserfolg. Denkt man dabei an den multimorbiden Patienten, ist die Frage nach der aktuellen Hauptdiagnose nicht immer leicht zu beantworten. Schnell wird eine Nebendiagnose zur gefühlten Hauptdiagnose, weil sie pflegerische und medizinische Herausforderungen mit sich bringt.

- Es macht aber einen Unterschied wegen welcher Erkrankung der Patient gerade behandelt wird, v. a. wenn die Frage nach der Prognose gestellt wird. Welche pflegerischen und medizinischen Tätigkeiten notwendig sind und welche nicht. Außerdem schafft es für alle behandelnden Berufsgruppen ein besonderes Verständnis im Umgang mit dem Patienten und damit eine empathische, zugewandte Behandlung. Zudem können nur so Beobachtungskriterien festgelegt werden, nach denen sich die notwendige Dokumentation richtet.

- **Definition Hauptdiagnose** nach den deutschen Kodierrichtlinien:
  - Die Hauptdiagnose ist die Diagnose, die nach Analyse als diejenige festgestellt wurde, die hauptsächlich für die Veranlassung des stationären Krankenhausaufenthalts verantwortlich ist.
  - Sie ist vom behandelnden Arzt festzulegen.
  - Die Beschwerden müssen bei Aufnahme schon bestanden haben.
  - Eine Hauptdiagnose ist keine Komplikation!
  - Die Hauptdiagnose bestimmt wesentlich die Fallpauschale und damit den Erlös.

— **Welche Nebendiagnosen sind bekannt und welche Nebendiagnosen tauchen im Behandlungsprozess auf?**

— Eine Nebendiagnose spiegelt ein komplettes Bild über den Patienten in seiner gesamten Krankheitsgeschichte wieder. Eine Nebendiagnose bedeutet zwar u. U. einen erhöhten Arbeitsaufwand, jedoch in stabiler Form. Ein Hypertoniker ist mit seiner Medikation stabil eingestellt, dann bedeutet diese Nebendiagnose zwar regelmäßig Tabletten zu verabreichen, jedoch in gleichbleibender Weise. Wenn allerdings der Hypertonus neu diagnostiziert wird, ist damit ein erhöhter Arbeitsaufwand verbunden: mehrmals täglich Blutdruckkontrollen durchführen, weitere diagnostische Maßnahmen und die Therapiestrategie festlegen. Die betreuenden Berufsgruppen müssen alle relevanten Informationen weitergeben, damit sich alle im Team auf dem gleichen Kenntnisstand befinden.

— Nebendiagnosen fallen häufig dem pflegenden Personal durch ihre tägliche Arbeit am Patienten auf. Wenn der Stationsarzt davon nicht in Kenntnis gesetzt wird, verzögern sich die notwendigen diagnostischen und Therapieverfahren. Umgekehrt können Informationen, die ausschließlich dem Stationsarzt bekannt sind, zu Unverständnis im pflegerischen Team führen, weil die Strategie des Arztes nicht nachvollziehbar ist. Gegenseitige Transparenz ist unabdingbar. Entscheidungen gemeinsam nachvollziehbar zu übermitteln und die notwendigen Prozesse darzustellen. Dies schafft Platz für Routine und gibt Selbstvertrauen.

— **Definition Nebendiagnose** nach den deutschen
   Kodierrichtlinien:
   – Die Nebendiagnose ist eine Krankheit oder
     Beschwerde, die entweder gleichzeitig mit der
     Hauptdiagnose besteht oder sich während des
     Krankenhausaufenthaltes entwickelt hat.
   – Sie kann nur kodiert (und abgerechnet) werden,
     wenn damit ein Arbeitsaufwand in Verbindung
     steht.
   – Dieser Aufwand muss dokumentiert sein

— **Warum ist der Patient bei uns in Behandlung?**

— Diese Frage ist häufig mit sehr interessanten Antworten verknüpft und gibt einen großen Spielraum
   für die Reflexion des eigenen Tuns bzw. der eigenen Behandlung. Alle beteiligten Berufsgruppen
   sollten sich diese Frage regelmäßig – gerne täglich –
   stellen, um das Ziel der Behandlung immer wieder
   vor Augen zu haben. Aus der Antwort auf diese
   Frage lassen sich schnell, präzise und nachvollziehbar Behandlungs- und Pflegemaßnahmen ableiten.
   Natürlich kann eine Antwort auf diese Frage auch
   manchmal unbefriedigend sein. Genau dafür ist
   aber eine Visite geeignet, die Antwort gemeinsam
   zu finden.

— Die Ausrichtung der Pflegedokumentation auf diese
   Frage verschafft einen sehr guten Überblick über
   den Patienten. Außerdem vermittelt die Antwort
   auf diese Frage dem Pflegefachpersonal Sicherheit
   im Umgang mit dem Patienten und genau diese
   Sicherheit spiegelt sich auf den Patienten zurück.

Praxistipp

Auf einer chirurgischen Station am Universitätsklinikum Heidelberg wird der schichtbezogene Pflegebericht immer anhand dieser Frage erstellt. »Warum ist der Patient noch bei uns?« Für berufserfahrene Kollegen lohnt sich die Frage, um die Routine zu sprengen, das eigene Handeln zu reflektieren und so auf neue Ideen zu kommen. Berufsunerfahrenere Kollegen orientieren sich an den Pflegeberichten der Erfahrenen und haben so einen gesteigerten Lerneffekt. Die ärztlichen Kollegen überprüfen die Pflegeberichte und stellen so neue Beobachtungen am Patienten fest.

Für die Interdisziplinarität ist es essenziell mit Informationen nicht zurückhaltend zu arbeiten, Behandlungsstrategien offenlegen und die Meinungen der anderen Berufsgruppen zu hören und zu entscheiden, ob diese einen potenziellen Weg vorgeben könnten. Offenheit schafft Vertrauen und gibt Raum für das eigene Wichtig sein im therapeutischen Team.

Checkliste zur Vorbereitung der Visite
— Wegen welcher Hauptdiagnose wird der Patient bei uns behandelt?
— Gibt es eine unterstützende Visitenteilnahme, die in diesem Fall sinnvoll ist, z. B. Apotheker, Mikrobiologe, etc. (▶ Kap. 4)?
— Sind alle notwendigen Beteiligten über die Durchführung und den Zeitpunkt zur Visite informiert?
— Ist der geplante Zeitpunkt realistisch durchführbar?
— Sind mögliche Störfaktoren abgearbeitet bzw. verschiebbar?

— Liegen alle notwendigen Befunde bereit?
  – Laborergebnisse?
  – Medikamentenspiegel?
  – Radiologische Befunde?
  – Pathologische Befunde?
  – Konsiliarärztliche Befunde?
  – Mikrobiologische Befunde?
  – Befunde über körperliche Untersuchungen?
— Liegen aktuelle Berichte vor, z. B. Operationsprotokolle, Arztbriefe, …?
— Müssen aufgrund dieser Ergebnisse andere Untersuchungen durchgeführt werden?
— Ist die Anamnese vollständig und umfassend?
— Ist der Patient auf dem aktuellen Informationsstand oder besteht aktueller Beratungsbedarf?
— Gibt es aktuelle Unklarheiten, die in der Visite angesprochen bzw. geklärt werden müssen?
— Ist unsere Therapie schon zielführend? Gibt es mögliche Ergänzungen?

5.2   Ablauf einer Visite

Aus Lehrzwecken gestaltet sich sinnvollerweise eine Visite nach einer To-do-Liste, die abgearbeitet wird. Bei den häufig stattfindenden Rotationen kann eine To-do-Liste die Qualität, Überprüfbarkeit und Sicherheit erhöhen. Routine im Ablauf der Visite gibt den Beteiligten Sicherheit und führt zu einer Steigerung der Konzentrationsfähigkeit und konstruktiven Mitarbeit.

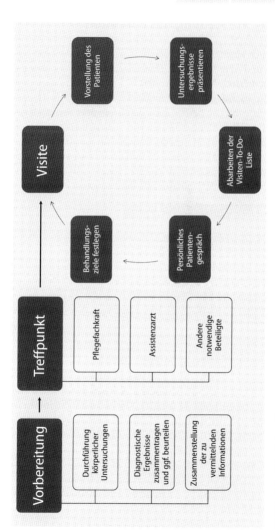

□ **Abb. 5.1** Ablauf einer Visite

5.2.1 Vorstellung des Patienten

Ähnlich einer Übergabesituation wird der Patient mit Namen und Alter vorgestellt. Danach wird der Patient über die bevorstehende Visite informiert.

Im nächsten Schritt stellt der Wortführende die Hauptdiagnose mit den bereits durchgeführten oder den noch geplanten Behandlungsschritten vor. Nebendiagnosen sollten nur dann vorgestellt werden, wenn sie für den aktuellen stationären Aufenthalt von Bedeutung sind. Sinnvoll ist auch, die Behandlungsdauer zu nennen. So entsteht ein rundes, für andere gut vorstellbares Bild des Patienten.

> **Praxistipp**
>
> Mittlerweile haben viele Stationen sog. Übergabeprotokolle, die am Computer bearbeitet werden. So stehen immer alle Informationen der Patienten Jedem zur Verfügung. Außerdem ist kein Mitschreiben mehr nötig. Wer diese Liste aktualisiert, ist vorab zu klären.

▪ Stationsübersicht Intensivstation

Die Stationsübersicht in Papierform auf einer Intensivstation ist aufgrund der besonderen Schwere der Erkrankung deutlich ausgeprägt (❏ Tab. 5.1). Alle notwendigen Informationen sind hier zu finden:

- Name, Geburtsdatum, Multiresistente-Erreger- (MRE-) Status, Fachabteilung,
- Diagnose und dazugehörige Intervention, Abstand zur Intervention in Tagen und Name des Durchführenden (in der Übersicht »Operateur« genannt), damit schnelle Rückfragen jederzeit möglich sind,
- alle Vorerkrankungen,

— die aktuelle antiinfektive Therapie, idealerweise mit entsprechender Indikation und die zuletzt abgesetzte antiinfektive Therapie,

— aktuelle Probleme, die zu klären sind, z. B. Konsilanfragen, diagnostische Anforderungen, sowie die aktuelle Kathetersituation mit Anlagedatum.

■ **Stationsübersicht Allgemeinstation**

Im Gegensatz dazu eine reduzierte Informationsform für eine Stationsübersicht der Allgemeinstation (◻ Tab. 5.2). Dies ist nachvollziehbar: Mehr Patienten auf einer Station. Dennoch sind die wichtigsten Informationsparameter auch hier in übersichtlicher Form dargestellt.

❯❯ Bitte achten Sie bei solch ausführlichen Informationen auf den Datenschutz, v. a. bei der Entsorgung.

Ausführlichere Informationen dazu: ▶ Kap. 7.

5.2.2 Körperliche Untersuchungen bzw. Ergebnisse

Wenn eine grundsätzliche körperliche Untersuchung durch den behandelnden Arzt notwendig ist, sollte dies vor der Visite durchgeführt werden. So können die Ergebnisse der Untersuchung in der Visite vorgestellt werden. Vorteil dabei ist, die zeitintensive Untersuchung schont die notwendigen Abläufe in der Visite und der Patient ist in seiner Intimsphäre geschützt, da ihn nicht alle Beteiligten beobachten können.

Je nach medizinischer Disziplin gibt es unterschiedliche Standards einer körperlichen Untersuchung mit unterschiedlicher Schwerpunktbildung. Das Festlegen auf einen Untersuchungsstandard innerhalb einer Abteilung bietet den Vorteil, dass die Untersuchung untersucherunabhängig

▣ Tab. 5.1 Stationsübersicht Intensivstation

Übersicht Station Seite 5 – Arzthandy 98190 – Schichtleitung
Pflege: 81323 – Pflege: 1479

P	Patient	Diagnosen	D	Therapie
1-1 4-MRGN (Psmd. aero) Gef	Hr. D, J. *xx.xx.xxxx – 62a	Konglomerat-tumor bei DD-Perf	52 2	DD-Teilresektion mit S-S-Jejunojejunosto-mie 12.02. (Operateur) Dekanülierung 03.04.
2-2	Hr. K., H-J. *xx.xx.xxxx – 60a	Adeno-Ca des ösophago-gastralen Übergangs	4	Thorakoabdominelle Ösophagusresektion Bülau-Drainagenan-lage bds. 01.04. (Operateur)
2-3	Fr. A, A. *xx.xx.xxxx – 57a	Term. NI bei Schrumpf-nieren bds.	1	NTPL (li. Niere in re. Fossa) 04.04. (Operateur)

Vorerkrankungen/ Nebendiagnosen	Allergie/Antibiose/Heparin	Intensivpflege/ Intervention in letzten 24 h
Z.n. CPR bei Kammerflimmer 11/15, schwere 3-G-KHK, Z.n. NSTEMI 31.10.15, Z.n. 6-fach PTCA und Stenting, hochgrad. eingeschr. LVF, LV-Thromben 11/15, Z.n. Embolektomie AMS 31.10.15, Z.n. TT 11/15, rez. Pneumonien, Z.n. PEG-Anlage 12/15, Z.n. multiplen zerebralen Ischämien 11/15 bei kardialem Thrombus	Allergie: keine Clexane 0.6 1-0-1 ASS, Plavix AB: keine	PVK
Z.n. Nephrektomie rechts bei NCC, Struma nosoda mit latenter Hyperthyreose im Z.n. Thyreostatikatherapie, Persistierendes Foramen ovale mit Atriumseptumaneurysma Z.n kardioembolischem Infarkt im Stromgebiet der A. cerebri media 2013, arterielle Hypertonie, Z.n. Event-Recorder-Implantation 2013 bei Z.n. kardiogenem Stroke, Hiatushernie, Z. n. Apoplex 2013 ohne Residuen, Makuladegeneration, Hiatushernie Nierenzyste links	Allergien: Keine Heparin: 10.000 IE AB: keine	ZVK 01.04. Arterie 01.04.
HD seit 10/2000, 3 GE-KHK m. Höhergr. Stenosen LAD, LCX, RCA, ca. 50% Hauptstammstenose, gute LVF, Hypokinesie li. Ventrikel basal (HK 02/2016), LuFu: leichtgr. Obstruktion + Restriktion, A. carotis Plaques bds., Z.n. HP-assoz. Gastritis, 07/15, Z.n. TE 2013, Z.n. Basalzellpapillom-Entfernung (Ø malignität)		

◘ **Tab. 5.1** (Fortsetzung)

Übersicht Station Seite 5 – Arzthandy 98190 – Schichtleitung
Pflege: 81323 – Pflege: 1479

P	Patient	Diagnosen	D	Therapie
2-4	Fr. A., N. *xx.xx.xxxx – 76a	Adeno Ca Ösophagus, Hiatushernie, Thoraxmagen Spannungs- pneumothorax links	5 5	Hiatushernienrepair, Hiatoplastik, Fundo- phrenikopexie, PEG 31.03. (Operateur) Thoraxdrainagenan- lage 31.03.
3-5 Uro	Hr. S., A. *xx.xx.xxxx – 71a	Prostata- karzinom Nachblutung A. iliaca re	13 12 12	Offene radikale Prosta- tektomie am 22.03. (Operateur) Coilembolisation der Interna-Aufzweigung 24.03. (Operateur) Hämatomausräu- mung, Übernähung V. iliaca re. 24.03. (Operateur)
3-6	Hr. F., P. *xx.xx.xxxx – 49a	hepat. met. Sigmakarzi- nom (pT4a pN2b (10/22) pM1 L1 V1 G2 R1)	22 1	atyp. Leberresektionen S3, 4a (2x), 4b (2x) + Pfortaderligatur rechts (Operateur) 14.03. Hemihepatektomie re (Operateur)

Vorerkrankungen/ Nebendiagnosen	Allergie/Antibiose/Heparin	Intensivpflege/ Intervention in letzten 24 h
Art. HTN	Allergien: keine Heparin: 10.000 IE AB: Tazobac 03.04. - bei Klebsiella p. tracheal	ZVK 31.03.
Interm. VHF; aHTN; Z.n. Hüft-TEP re; Z.n. Leistenhernienrepair re; Z.n. Hörsturz	Allergien: keine bekannt Heparin: 25.000 IE AB: keine	Shaldon 01.04. Arterie 22.03.
Z.n. onkologischer Sigmaresektion und HAR am 05.11.2015, Z.n. Portimplantation re, Z.n. adj. CTx mit 6 Zyklen FOLFIRI+Cetuximab zuletzt 15.02.2016, Z.n. lsk. Prostatektomie bei Prostatakarzinom pT2 pN0 R0 2015, V.a. IPMN Pankreaskorpus seit 2011	Allergien: keine bekannt Heparin: 10.000 IE Ab: keine	ZVK 04.04. Arterie 04.04.

■ Tab. 5.2 Stationsübersicht Allgemeinstation

Zi	MRE	Name	Geburtsdatum	Alter	Diagnose	Nebendiagnosen
23 F		Fr. T., Vorname	xx.xx.xxxx	47	M.Crohn + perianale Fisteln + destruiertem Sphinkter + LOOP ISA	
23 M		Fr. S., Vorname	xx.xx.xxxx	55	Pankreaskopf-NPL	
23 T		Fr. F., Vorname	xx.xx.xxxx	43	Leberzirrhose Child B bei chronischer Hepatitis-B- und D-Ko-infektion	Ösophagusvarizen II. Grades mit red spots 02/2015, chronischer Nikotinabusus 36 py
24 F		Hr. K., Vorname	xx.xx.xxxx	64	LTPL bei chron. Hep C, Olgivie-Syndrom	
24 T		Hr. B., Vorname	xx.xx.xxxx	74	Nieren-CA und Leberfiliae	

OP	Operateure	OP-Datum	Post-OP	Anamnese Verlauf Problem, AB	Labor	Wunde/Foto	Histo	NCT	SozD	Aktuelles Prucedere
ISRV; Ileumteilresektion, Anlage eines Enterostomas Sigmoideostoma		25.05. 2016	3							
pp Whipple, Omega-Schlinge, Pfortaderteilres.		20.05. 2016	8							
Lebertransplantation mit venöser Piggy-Back Anastomose, End-zu-End Gallengangs-, Arterien- und Pfortaderanastomose		26.05. 2016	2			X 31.05.				
Re-LTPL 15.04., erweiterte Hemikolektomie re. ISA mit langem Hartmannstumpf 24.04., ERCP mit Stent		24.05. 2016	4	Wunde pus!!! Abstriche erfolgt		X 10.05.				
expl. Lap., Leber PE, Nieren PE		25.05. 2016	3	Pneumonie						Infektionswerte ↑↑

ist. Sie ist mit Voruntersuchungen anderer Kollegen vergleichbar und die Ergebnisse sind in der Visite schneller vorstellbar, da alle den Untersuchungsablauf kennen.

Beispielhaft ein Aufbau:

- **Vitaldaten:** Blutdruck, Puls, Sauerstoffsättigung, Atemfrequenz, Körpertemperatur,
- Anamnese,
- **Neurologie:** Bewusstsein (wach/ansprechbar, orientiert), Sedierung (RASS, Ramsay, GCS), Schmerzen (VAS/NRS), motorische und/oder sensorische Schwächen/Ausfälle,
- **Atmung:** Auskultation, Atemmuster, Sauerstoffbedarf, Beatmung,
- **Abdomen:** Beurteilung (weich, gebläht, hart), Darmgeräusche (Verdauungsleistung, letzter Stuhlgang), Nahrungsaufnahme (Defizite),
- **Niere:** Ausscheidungsmenge, Urinfarbe,
- **Beurteilung:** Ödeme, Durchblutung, Mobilisation.

5.2.3 Informationsaustausch bzw. Erstellen eines Informationsplans

Der Arzt, der die Visite vorbereitet, muss letztendlich entscheiden, welche Informationen in der Visite allgemein vorgestellt werden sollten und welche für die teilnehmenden Kollegen uninteressant sind. Selbstverständlich gibt es einige Informationen, die in der Visite auch erfragt werden können. Damit ist eine Art Informationsplan gemeint, die Dauer einer Visite pro Patient wird begrenzt, da im Vorfeld Informationen gefiltert werden. Viele Themen, die den Patienten betreffen, werden bereits mit der körperlichen Untersuchung vorgestellt.

> ❯ Für die restlichen Informationen ist ein strukturiertes Vorgehen anhand einer Liste sinnvoll. Dadurch werden keine Informationen vergessen, Routine entsteht, Zeitbedarf ist reduziert und eine einfache Einarbeitung neuer Kollegen ist möglich.

Einzelne Punkte der strukturierten Liste können je nach Disziplin variieren und nicht bei jedem Patienten müssen alle Punkte abgearbeitet werden. Sicherheit gibt zusätzlich die Anwendung von Scoresystemen (▶ Kap. 2).

Strukturiere Visitenliste
- Zu behandelnde Diagnosen
- Ernährung
- Thromboseprophylaxe
- Medikamentöse Therapie
- Wundsituation
- Laborergebnisse
- Diagnostische Ergebnisse
- Operationen
- Pflegeprobleme
- Soziale Situation

Zu behandelnde Diagnosen

Der Gesetzgeber gibt vor, innerhalb von 24 Stunden nach stationärer Aufnahme eine Hauptdiagnose festgelegt zu haben. Das ist sicherlich nicht immer ganz einfach, jedoch meist anhand der Symptome zu bestimmen. Schwieriger gestaltet sich die Differenzierung, welche der Diagnosen die Hauptdiagnose ist: Diabetes, Bluthochdruck, Rheuma, Demenz, Apoplex, Polyneuropathie usw. Jede Diagnose für sich ist eine schwerwiegende, teils stark einschränkende Erkrankung, die jedoch im Schatten der Hauptdiagnose bei der Visite teilweise nicht einmal erwähnt werden. Wobei bei einer gewissen Arbeitsintensität, die diese zusätzlichen Erkrankungen mitbringen, es lohnenswert ist, diese regelmäßig in der Visite anzusprechen, um einen aktuellen, vergleichbaren Wissensstand zu erhalten.

In diesem Zusammenhang kann sich auch die gegenseitige Wertschätzung der Berufsgruppen wiederspiegeln. Der Diabetes ist für den behandelnden Arzt zunächst nur eine Information, für die Pflegefachkraft bedeutet diese zusätzliche Erkrankung einen erhöhten Arbeitsaufwand: regelmäßige Blutzuckerkontrollen, Insulin verabreichen usw. Wenn die Pflegefachkraft bei der Visite dies kommuniziert, bringt es dem behandelnden Arzt, evtl. neue Erkenntnisse, z.B. dass sich die Stoffwechselsituation deutlich verschlechtert hat.

… der Blutzucker …

Pfleger Mark ist bei der Vorbereitung der Visite aufgefallen, dass die Blutzuckerwerte von Frau Süß im Verlauf deutlich ansteigen und er mit der Insulindosis nachsteuern muss. Während der Visite sagt Mark zu Dr. Beier: »*In den letzten beiden Tagen hat sich die Stoffwechselsituation von Frau Süß verschlechtert. Der Insulinbedarf steigt kontinuierlich an.*« Dr. Beier antwortet: »*Super, dass Ihnen das aufgefallen ist, Mark. Haben sich die Infektionsparameter verschlechtert?*« Mark entgegnet: *Die haben wir zuletzt vorgestern kontrolliert – sollen wir gleich eine Kontrolle abnehmen?*« Dr. Beier hält das für eine ausgezeichnete Idee und dankt Mark für sein »Mitdenken«.

Ernährung

Jeder 4. Patient in deutschen Krankenhäusern ist mangelernährt. Das ist eine alarmierende Zahl, zumal der Patient in der akuten Krankheitssituation von einer ausgewogenen Ernährung profitiert. Das Krankenhaus auch, denn die Kosten sinken bei guter Ernährung deutlich, da gewisse Komplikationen seltener auftreten.

Seit geraumer Zeit spielt das Thema Ernährung des Patienten eine immer wichtigere Rolle, auch bei der Visite. Gerade hier ist es gut möglich im interdisziplinären Team Maßnahmen zur Steigerung der Kalorienzufuhr zu erarbeiten. Deshalb lohnt es sich, nicht nur die Frage zu stellen, ob der Patient isst, sondern gerade auch wie viel der Patient isst – bei der Essensverteilung durch Servicekräfte ist es sinnvoll, auch diese hinsichtlich der Essensthematik mit in das interdisziplinäre Team zu integrieren.

> **Mögliche Überprüfungen in der Visite**
> - Wird dem Patienten der aktuellen Krankheitssituation angemessen ausreichend Energie zur Verfügung gestellt?
> - Kann eine ausreichende Ernährung oral erzielt werden?
> - Isst der Patient seine Portionen auf? (ggf. vor der Visite Rückfrage an die Servicekräfte)
> - Benötigt der Patient eine supportive Ernährungstherapie?
> - Sind die entsprechenden Laborparameter abgenommen und kontrolliert worden? Müssen aufgrund dieser Werte Anpassungen der Ernährung vorgenommen werden?
> - Benötigt der Patient eine Ernährungsberatung?

Thromboseprophylaxe

Eine Thrombose und eine Lungenembolie sind schwerwiegende Komplikation stationärer Krankenhausaufenthalte. Die allgemein üblichen Maßnahmen zur Thromboseprophylaxe sind anerkannt und werden routiniert angewendet.

Trotzdem ist es sinnvoll, auch bei einer solchen standardisierten Prophylaxe regelmäßig kritisch zu überprüfen, ob die angeordnete bzw. durchgeführte Therapie ausreichend oder evtl. überdosiert ist.

> **Mögliche Überprüfungen in der Visite**
> — Entspricht die medikamentöse Thromboseprophylaxe den aktuellen Erkenntnissen bzw. Klinikstandards?
> — Muss die antithrombotische Therapie angepasst werden?
> — Werden zusätzlich pflegerische Thromboseprophylaxen angeboten: pneumatische Kompression, Anti-Thrombose-Strümpfe, Kompressionsverbände, Mobilisation, assistiertes Durchbewegen?
> — Ist der Patient ausreichend aufgeklärt? Ist er in den Thromboseprophylaxeprozess mit einbezogen?

Medikamentöse Therapie

Die immer älter werdende Gesellschaft benötigt mit zunehmendem Alter häufig unterschiedliche Medikamente. Nicht selten entsteht eine Polypharmazie mit den entsprechenden Wechsel- und Nebenwirkungen. Gerade die Wechselwirkungen sind bei der Fülle der möglichen Medikamentenkombinationen nicht hinreichend geklärt. Daher und unabhängig davon, ob die Hauptdiagnose ausschließlich mit Medikamenten behandelt werden kann oder die medikamentöse Therapie eher nebensächlich erscheint, ist es sinnvoll, die verordnete Medikation täglich zu überprüfen und ggf. Anpassungen vorzunehmen. Die Unterstützung durch einen Apotheker ist in regelmäßigen Abständen sinnvoll (▶ Kap. 4).

❯ **5R-Regel:**
- **Richtiger Patient?**
- **Richtiges Medikament?**
- **Richtige Dosierung?**
- **Richtiger Zeitpunkt?**
- **Richtige Applikationsform?**

Mögliche Überprüfungen in der Visite
- Sind die Verordnungen nach der 5R-Regel kontrolliert?
- Gibt es im Zusammenhang mit der 5R-Regel Schwierigkeiten bei der Einnahme, z. B. orale Verabreichung angesetzt, Patient erbricht jedoch?
- Ist die Einnahme der einzelnen Präparate noch indiziert?
- Ist die Unterstützung der Apotheke notwendig?

Wundsituation

Unabhängig davon, ob die Visite in einer chirurgischen oder konservativen Disziplin durchgeführt wird, der Umgang und die Pflege einer Wunde ist überall möglich. Eine standardisierte Wundversorgung erleichtert dem behandelnden Team die Wundpflege, steigert die Qualität, ist vergleichbar und schont so optimal die Ressourcen des Hauses. Das Hinzuziehen eines Wundexperten vereinfacht die Prozesse und legt individuelle Wundpflegekonzepte vor. Das Versorgen einer Wunde spiegelt das hohe Maß der pflegerischen Arbeit wieder. Nichts desto trotz benötigt der behandelnde Arzt selbstverständlich einen aktuellen Stand der Wundheilung, auch wenn die Pflegefachkräfte das Wundmanagement übernehmen.

Es ist nicht zwingend notwendig, während der Visite die Verbandwechsel durchzuführen. Dies sorgt für unnötige, hektische Situationen und dadurch ein unhygienisches Arbeiten mit der Gefahr der daraus resultierenden Komplikation einer Wundheilungsstörung. Die Möglichkeit zur Vermeidung ist eine aussagekräftige Dokumentation, in der es möglich ist, den Anfangsstatus der Wunde zu dokumentieren und einen Verlauf sichtbar werden zu lassen, ggf ist eine Fotodokumentation sinnvoll.

Mögliche Überprüfungen in der Visite
- Handelt es sich um eine primär- oder sekundärheilende Wunde?
- Ist die Dokumentation ausreichend, nachvollziehbar und überprüfbar?
- Kann eine Fotodokumentation die Visite unterstützen bzw. wenn die Infrastruktur besteht: Ist eine Fotodokumentation erfolgt?
- Gibt es supportive Maßnahmen, die in der Visite angesetzt werden sollten bzw. besprochen werden sollten?
    - Ernährungssituation ausreichend?
    - Einsatz von Nahrungsergänzungsmitteln?
    - Supportive, pflegerische Maßnahmen (Lagerung, Bauchbinde, Antidekubitussysteme, etc.)?

Laborergebnisse

Sicherlich ist die Laboruntersuchung die häufigste, einfachste und günstigste weiterführende diagnostische Maßnahme. Blutentnahmen können schnell und unkompliziert durchgeführt werden. Für Patienten ist dies ein wichtiges und stark akzeptiertes Verfahren. Für die meisten Erkrankungen liegen unterschiedliche Parameter vor, die es ermöglichen, einen Verlauf und eine Qualitätsmessung für die angesetzte Therapie durchzuführen. Bei der Visite ist es daher unbedingt notwendig, die Laborergebnisse zum Thema bereit zu

Wunddokumentation Name des Patienten

1. Wundart: 1. Sekundärheilende OP-Wunde
2. Dekubitus
3. Ulcus cruris
4. Diabetisches Gangrän

Ursache WHS:
- Stadium 1:
- Stadium 2:
- Stadium 3:
- Stadium 4:

venosön
arteriosön
Mischform (venosön/arteriosön)

Serom Hämatom Weichteilnekrose Dehiszenz Infektion

Risikofaktoren Wundheilungsstörungen: Infektion Adipositas Kachexie Malnutrition Alter ↑ Dehydration Diabetes mellitus AVK
Anamnese Glucocorticoid-, Zytostatika-, Antibiokatherapie Immunsuppressiva Eiweißmangel Rauchen Allergie herabgesetzte Immunitätstage

Datum		Foto?:
Größe / Tiefe der Wunde		
Länge _____ Breite _____ Tiefe _____		
Taschen vorhanden? nein _____ ja _____ Größe (Uhrzeiger): _____		
Taschentiefe:		
Fistel vorhanden? nein _____ ja _____		

Wundbeschreibung: Infektionszeichen? (Schmerzen,Leukozyten↑, CRP↑; Fieber, Rötung der umgebenden Haut, Schwellung, eitrige Sekretion, Überwärmung)
nein _____ ja _____

Exsudationsphase (in Prozent)

Nekrose: trocken-nekrotisch (mit Wundrand verbunden vom Wundrand gelöst)
braun-grau-weich fibrinös stark sezernierend

Exsudation: trocken feucht

Aussehen: serös serös-blutig blutig eitrig gallig fäkal
Granulationsphase (in Prozent) fest, rot weich, blass-rosa blutend
Epithelisierungsphase (in Prozent) beginnend, rosa abgeschlossen
Besonderheiten? (Geruch, Auffälligkeiten?)

Beurteilung Wundrand:
nekrotisch/fibrinös granulierend epithelisierend arreaktiv unterminiert
Wundumgebung unauffällig gerötet minderdurchblutet verhärtet
mazeriert ödematös geschwollen ekzematös verändert Pergamenthaut

Behandlung Vac-Pumpe?: - 125 mmHg
1. FD SD ND
2.
3.

Basis: Bandage? Gr. _____ Proteco Plus? _____ Pegasus Airwave? _____ Kompression? _____
Ernährung?
Unterschrift

Abb. 5.2 Beispiel für eine papiergebundene Wunddokumenta-tion. Hier sind zwei nacheinander folgende Wundversorgungen nebeneinander dokumentierbar und damit ist ein Verlauf gut sichtbar. Nachteil an der Papierdokumentation ist die umständ-liche Fotoverfügbarkeit (papiergebunden)

halten. Wobei selbstverständlich bei der Vielzahl an durchführbaren Blutuntersuchungen nicht alle Werte besprochen werden müssen, sondern der Fokus auf den in jeweiligen Situation aussagekräftigsten liegt.

> **Mögliche Überprüfungen in der Visite**
> — Liegen die notwendigen Laboruntersuchungen vor?
> — Sind Ergänzungen notwendig?
> — Ist das Abnahmeintervall oder die Menge an abzunehmenden Laborparametern notwendig?
> — Gibt es kritische Veränderungen, die auf jeden Fall mit dem Patienten besprochen werden müssen?
> — Resultieren aus den Laborergebnissen Indikationen für andere diagnostischen Maßnahmen?

Diagnostische Ergebnisse

Es stehen in den Krankenhäusern unzählige diagnostische Möglichkeiten zur Verfügung. Die Verfahren werden immer schonender, die allgemeine Akzeptanz ist sehr hoch und es liegen schnell richtungsweisende Ergebnisse vor. Bedingt durch die schnell verfügbare Diagnostik, müssen auch die Ergebnisse schnell ausgewertet werden, wobei es nicht nur um die Befundung der durchführenden Abteilung, sondern auch um die Feststellung von therapeutischen Konsequenzen für den Patienten geht. Diese Ergebnisse sollten für die Visite optimaler weise vorliegen. Vor der Visite ist ein ausführliches Informationsgespräch mit dem Patienten zu führen. Die dabei angedeuteten therapeutischen Konsequenzen können dann bei der Visite diskutiert werden.

Um die Umsetzung einer diagnostischen Maßnahme auf der Station darzustellen, ist der Deming-Kreis (syn. Planen-Tun-Überprüfen-Umsetzen; Plan-Do-Act-Check oder kurz PDCA; ◘ Abb. 5.3) hervorragend geeignet.

Plan

Stationsarzt,
behandelnder Arzt,
Assistenzarzt
– Notwendigkeit der Diagnostik-Durchführung
– Aufgrund von Symptomen
– Kontrolle
– Diagnostik anmelden (Notfall/Elektiv möglich)

Do

Assistenzarzt
Zuständige Abteilung
– Aufklärung des Patienten
– Durchführung

Check

Zuständige Abteilung
Stationsarzt
– Befundung durch den Experten
– Beurteilung durch den Stationsarzt

Act

Interdisziplinäres Team,
zuständige Abteilungen
– Umsetzung der dadurch entstehenden
  Maßnahmen
– Überprüfung der Maßnahmen nach
  angemessener Zeit
– Kontrolle notwendig?

◻ Abb. 5.3 Deming-Kreis

Mögliche Überprüfungen in der Visite
- Sind alle Beteiligten im Team (v. a. pflegerische und ärztliche Kollegen) über die aktuellen diagnostischen Ergebnisse in Kenntnis gesetzt?
- Ist der Patient über die Ergebnisse vollständig aufgeklärt?
- Ergeben sich daraus andere diagnostische Maßnahmen, die u. U. länger im Voraus geplant werden müssen?
- Gibt es Neuerungen in der Krankenbeobachtung, die eine diagnostische Intervention nötig machen?

Operationen

In allen operativen Disziplinen ist eine stattgehabte Operation wichtiges Visitenthema. Das Behandlungsteam sollte postoperativ den Verlauf genau beobachten, hierzu gehören z. B. Menge und Aussehen der Drainagesekrete, Funktionseinschränkungen, Wundsituationen, etc. Diese Beobachtungen sollten bei der Visite dem Team vorgestellt werden.

Mögliche Überprüfungen in der Visite
- Falls präoperativ: Wurden alle notwendigen Vorbereitungen getroffen?
- Wie sehen die Drainagesekrete aus (Farbe, Konsistenz, Beimengungen, Geruch)?
- Muss die Drainage noch in situ bleiben oder soll sie gezogen werden?
- Gibt es Auffälligkeiten in der Wundbehandlung (s. »Wundversorgung«)?
- Sind alle postoperativen Anordnungen, die der Operateur getroffen hat, umgesetzt?
- Ist oraler Kostaufbau möglich?

- Hat der Patient eine suffiziente Passage?
- Wie weit kommt der Patient in Bewegung
  → Mobilisationsstufe?
- Sind klassische, mit der Operation zusammenhängen-
  de oder auffällige Symptome beobachtet worden?
- (Noch) SIRS oder (schon) Sepsis?

Pflegeprobleme

Im gesamten Pflegeprozess spielt die Festlegung der Pflegeprobleme eine wichtige Rolle. Es erscheint auch für die Praxis von besonderer Bedeutung, Pflegeprobleme im interdisziplinären Team zu kommunizieren. Schließlich geht es
immer darum, dass alle Beteiligten am Behandlungsprozess
den gleichen Informationsstand haben. Ob es sich dabei um
kurzfristige, gut behandelbare oder schwerwiegende, blei-
bende Pflegeprobleme handelt, spielt gerade im Hinblick auf
die kommende Entlassung eine Rolle.

Um ein poststationäres Versorgungsdefizit feststellen zu
können, empfiehlt der Expertenstandard »Entlassmanage-
ment« die Durchführung einer Risikoerfassung. Anhand der
folgenden Fragen kann eine mangelhafte Versorgung nach
dem Krankenhausaufenthalt festgestellt werden.

**Risikoerfassung für ein poststationäres
Versorgungsdefizit nach DNQP**
- Mehrfache Krankenhausaufenthalte innerhalb
  des letzten Jahres
- Dauerhafte Pflegebedürftigkeit und/oder
  funktionelle Beeinträchtigungen im Vorfeld des
  Krankenhausaufenthalts, einschließlich
  – kognitiver Einbußen

- psychischer Störungen und/oder Verhaltens-
  auffälligkeiten
- erheblicher Mobilitätseinbußen
- erheblicher sensorischer Defizite
- Geringes oder hohes Alter und/oder prästationär
  geschwächte Gesamtkonstitution des Patienten
- Nach der Entlassung voraussichtlich andauernde
  therapiebedingte Anforderungen und Belastungen,
  einschließlich
  - der Einnahme mehrerer Medikamente
- Multimorbidität und schwerwiegende Erkrankungen, die hohe körperliche oder psychische Belastungen, Beeinträchtigungen und Gefährdungen nach
  sich ziehen, einschließlich
  - krankheitsbedingt stark begrenzter Lebens-
    erwartung
- Fehlende informelle Hilfe bei voraussichtlich
  andauerndem Unterstützungsbedarf
- Prekäre Lebens- und Versorgungsbedingungen
  - z. B. wohnungslose Patienten
- Hinweise auf prästationäre Versorgungsdefizite
- Ungeklärte Leistungsansprüche bzw. ungeklärter
  Versicherungsstatus

Zudem gilt es die grundsätzlichen Pflegeprobleme zu thematisieren.

Mögliche Überprüfungen in der Visite
- Müssen Hilfsmittel rezeptiert und beschafft werden?
- Ist eine Entlassung nach Hause möglich?
- Benötigen wir den Kliniksozialdienst bzw. die
  Brückenpflege?

- Spielen die Pflegeprobleme für die Genesung der aktuellen Erkrankung eine entscheidende Rolle?
- Resultieren aus den Pflegeproblemen therapeutische Probleme?
- Gibt es nach den Beobachtungskriterien des Risikoscorings (poststationäres Versorgungsdefizit) behandlungs-/organisationsbedürftige Maßnahmen, die eingeleitet werden müssen?

Soziale Situation

Die Geschwindigkeit der Prozesse im Krankenhaus nimmt stetig zu. Die Prozesse müssen im Hinblick auf die Kostensituation gut strukturiert ablaufen. Hierdurch rücken immer mehr **vermeintlich** vernachlässigbare Punkte in den Hintergrund. Es muss priorisiert werden. Der soziale Status eines Patienten gibt häufig Aufschluss über Krankheitsprozesse, Krankheitsentstehungen (Anamnese) und über die Krankheitsbewältigung.

Durch die enge, teils intime Zusammenarbeit zwischen den Pflegenden und dem Patienten entstehen von Vertrauen geprägte Beziehungen. Information, die für den (anstehenden) Behandlungsprozess von besonderer Relevanz sind, werden teilweise eher nebenbei kommuniziert. Dieses Zusammenspiel aus Krankheitsbehandlung und menschlichen Beziehungen ist ein Privileg und von besonderer Bedeutung. Alle anderen Beteiligten des interdisziplinären Prozesses sollten an diesen Informationen teilhaben, ohne dabei das gewonnene Vertrauen des Patienten in die Pflegenden aufs Spiel zu setzen. Deshalb ist eine Vorauswahl von Informationen, die in der Visite angesprochen werden, unabdingbar.

Mögliche Überprüfungen in der Visite
- Ist die Sozialanamnese des Patienten bekannt?
- Ehestatus, Kinder Status, soziale Eingebundenheit in die Familie?
- Leben Angehörige in der näheren Umgebung bzw. können sie einen regelmäßigen Besuch gewährleisten?
- Wie ist die Integrität zum ausgeübten Beruf?
- Lebt der Patient in stabilen Verhältnissen?

Patientengespräch

Ausführliche Arzt-Patienten- oder Pflege-Patienten-Gespräche finden immer seltener statt. Natürlich kommunizieren wir miteinander, die Frage dabei ist jedoch: Erhalten wir das gewünschte Ergebnis? Warum das so ist, dafür gibt es verschiedene Ansatzpunkte:

- Die Visite zeigt das mittlerweile große Dilemma in der Gesundheitsbranche auf: Immer weniger Zeit, immer komplexere Fälle, immer weniger Gespräche.
- Angst vor Versagen: »Was ist, wenn der Patient eine Frage stellt, die ich nicht beantworten kann?«
- Aufgrund von Sprachbarrieren: »Der Patient spricht eine Sprache, die ich nicht verstehen kann.«

Um diese Kommunikationsschwierigkeiten näher zu beleuchten und das Arzt- bzw. Pflege-Patienten-Gespräch näher zu betrachten, muss definiert werden, welche Anforderungen an ein solches Gespräch gestellt werden.

- Welche Informationen möchte der Gesprächsführer am Ende vom Patienten erhalten haben bzw. welche Informationen möchte er dem Patienten vermitteln?
- Interessierter bzw. motivierter Patient?
- Zeitlicher Rahmen?

— Die charakterliche Stärke, Schwächen bzw. Nichtwissen zuzulassen?
— Adressat gerechtes Vermitteln von Inhalten bzw. Erfragen von wichtigen Informationen?
— Empathisches Vorgehen, respektvoller Umgang, Kongruenz, Geduld?
— Flexibilität?
— Speziell in der Visite: Beschränkung auf professionelle Gespräche!

> **Praxistipp**
>
> Um sich die Gesprächsführung nicht aus der Hand nehmen zu lassen, ist das Festlegen des Gesprächsziels unabdingbar: Beginnen Sie, auch im Visitengespräch, immer als erstes mit einer kurzen Zusammenfassung des Gesprächsziels: »*Heute möchte ich mit Ihnen über Ihre Infektionswerte sprechen.*« Wenn ein klares inhaltliches Ziel vorgegeben ist, besteht immer die Möglichkeit mit höflichen Floskeln auf das eigentliche Gesprächsziel zurückzukommen: »*Wir wollten doch über Ihre Infektionswerte sprechen.*«

Nachdem zunächst das Gesprächsziel formuliert wurde, sind die Strategien zu erarbeiten, wie dieses Ziel erreicht werden kann. Um auch zeitliche Ressourcen zu schonen, ist es sinnvoll, sich mit den kommenden Fragetechniken auseinander zu setzen.

— **Wie geht es Ihnen?** Offene Fragen beginnen immer mit einem Fragewort: Wer? Wo? Was? Wann? Warum? Offene Fragen können den Dialog fördern, sie geben dem Patienten die Möglichkeit, sich ausreichend zu explorieren. In der Visitensituation sollten diese Fragen vermieden werden, da sie nicht zielgerichtet sind.

- **Möchten Sie eine Tasse Tee zum Abendessen?**
  Geschlossene Fragen lassen als Antwort nur ein »ja«
  oder »nein« zu. Sie geben im stationären Alltag die
  Möglichkeit, auf einen bestimmten Fokus im Gespräch
  einzugehen.
- **Benötigen Sie ein Taxi oder werden Sie abgeholt?**
  Alternativfragen stellen zwei Möglichkeiten zur Aus-
  wahl. Eine Entscheidung wird eingefordert.
- **Sie möchten Ihre Tabletten nicht einnehmen?**
  Suggestivfragen unterstellen eine gewisse Meinung
  oder Haltung. Hier können Sie u. U. eine Richtung für
  die Antwort vorgeben, indem sie diese beeinflussen.
- **Finden Sie immer das Haar in der Suppe?** Rhetorische
  Fragen dienen eher der Darstellung einer Feststellung,
  eine Antwort wird nicht erwartet.
- **Stellen Sie sich einmal vor, Sie hätten einen Sechser
  im Lotto. Was würden Sie als erstes tun?** Wunder-
  fragen werden je nach Vorstellungsanforderung auch
  Verschlimmerungsfragen genannt. Sie sorgen mit der
  Aufforderung, dass man sich etwas vorstellen soll dafür, das Problem bzw. die Bedeutung für den Patienten
  zu analysieren und neue Blickwinkel auf ein Problem
  zu erarbeiten.
- **Wenn Sie Ihre Tochter wären, was würden Sie darüber denken, Ihren Vater so zu sehen?** Beim zirkulären
  Fragen findet die Aufforderung statt, das Problem oder
  sich selbst aus einer anderen Perspektive zu beleuchten,
  z. B. aus der Perspektive einer anderen Person. Diese
  Fragenform dient dazu, sich und andere Menschen
  besser zu verstehen und dabei Möglichkeiten zu ent-
  decken, die das Problem verändern können.

> **Praxistipp**
>
> Viele medizinische Mitarbeiter vermeiden die »*Wie geht es Ihnen*«-Frage. Sie sorgen sich vor der Antwort. Entweder es kommt eine Antwort, auf die man nicht angemessen reagieren kann (z. B. »*Schlecht, ich möchte nicht mehr…*«) oder die Antwort ist zu ausschweifend. Aus diesem Grund findet häufig lieber **kein** Gespräch statt. Eine gezielte Frage kann auch ein Gespräch eröffnen bzw. dafür sorgen, dass eine Vertrauensbeziehung aufgebaut wird. Statt die Frage zu stellen »*Wie geht es Ihnen?*«, formulieren Sie die Frage um, beziehen Sie sich auf ein spezielles Symptom: »*Sind die Schmerzen im rechten Fuß besser?*«

■ Fremdsprache

Die Kommunikation mit einem fremdsprachlichen Patienten ist häufig eine große Herausforderung, jedoch nicht unmöglich. Die Sprachbarriere zu reduzieren, ist möglich aber schwierig. Wenn Niemand zur Verfügung steht, der das Gesagte vertrauensvoll übersetzen kann, ist die Kommunikation eingeschränkt. Dies sollte verinnerlicht werden, um die Erwartungen an ein Gespräch rechtzeitig anpassen zu können.

— Im Team herausfinden, ob mit einem Angehörigen gesprochen werden kann, der übersetzt. Dies geht auch mit Kolleginnen und Kollegen aus anderen Abteilungen. Im Idealfall ist natürlich ein Dolmetscher vorhanden.

— Mit Bildern sprechen: Nutzen Sie Karten bzw. Bilder, um die Bedürfnisse des Patienten festzustellen (◘ Abb. 5.4).

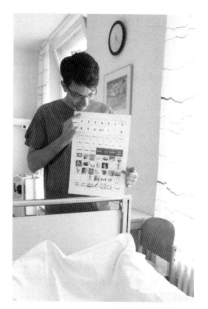

🔲 **Abb. 5.4** Bilderkarte

Behandlungsziele vereinbaren

Im ▶ Kap. 2 wurde die SMART-Methode, Ziele zu vereinbaren, bereits kurz erwähnt. Diese Methode kommt aus dem Projektmanagement und führt dazu, in einem engen Zeitrahmen, schnell zu einem produktiven Ergebnis zu kommen. Selbstverständlich ist Projektmanagement nicht mit der Medizin vergleichbar, jedoch stehen medizinische Berufsgruppen tatsächlich vor der Frage, welches therapeutische Ziel noch erreicht werden muss/soll. Dafür kann die SMART-Methode eine sehr gute Unterstützung sein.

Im Gespräch mit dem Patienten sollte ein Wunsch, eine Strategie, eine Richtung gemeinsam festgelegt werden und

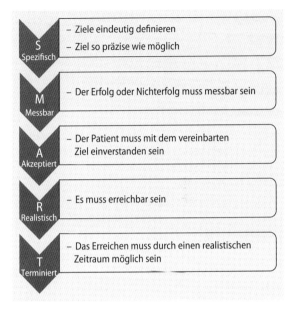

- Ziele eindeutig definieren
- Ziel so präzise wie möglich

S
Spezifisch

- Der Erfolg oder Nichterfolg muss messbar sein

M
Messbar

- Der Patient muss mit dem vereinbarten Ziel einverstanden sein

A
Akzeptiert

- Es muss erreichbar sein

R
Realistisch

- Das Erreichen muss durch einen realistischen Zeitraum möglich sein

T
Terminiert

◘ **Abb. 5.5** SMART-Methode

anhand dieser Richtung gewisse Behandlungsziele vereinbart und die dafür notwendigen Maßnahmen ergriffen werden.

5.2.4 Checkliste

In der dargestellten Komplexität des Patienten erscheint es gerade in den ersten Berufsjahren schwierig, eine Struktur in die Visite zu integrieren. Daher ist es sinnvoll, sich ein festes Schema zu recht zu legen. Das folgende Beispiel soll für den Alltag eine allgemeine Unterstützung darstellen (◘ Tab. 5.3).

◩ Tab. 5.3 Visitencheckliste

Thema	Problem	
	Nein	Ja
Ergebnisse aus der körperlichen Untersuchung liegen vor	☐	→
Bestimmung der Hauptdiagnose	☐	→
Therapierelevante Nebendiagnosen	☐	→
Pathologischer Ernährungsstatus	☐	→
Throboseprophylaxe	☐	→
Pharmakologie	☐	→
Wundstatus	☐	→
Laboruntersuchungen	☐	→
Diagnostik	☐	→
Operation	☐	→
Pflegeprobleme	☐	→
Sozialanamnese	☐	→
Behandlungsstrategien	☐	→

Unterpunkte	Maßnahmen besprochen	Maßnahmen eingeleitet
Pathologie beschreiben		
Therapieplan erstellen		
Therapieplan erstellen		
NRS durchgeführt, weitere diagnostische Maßnahmen festlegen		
Therapieplan erstellen		
5R-Regel, Schwierigkeiten bei der Applikation/Einnahme, Indikationsüberprüfung		
Wundanamnese erhoben, Wunddokumentation angelegt, Therapieplan festgelegt, supportive Maßnahmen festgelegt		
Zu untersuchende Laborparameter festgelegt, abgenommen und überprüft		
Anhand von Symptomen und Diagnosen weitere Untersuchungen indiziert		
Operationsberichte und Anordnungen liegen vor/wurden durchgeführt		
Nach z. B. ATLs sortiert und vorgestellt		
Unterstützung erforderlich		
Maßnahmen zur Entscheidung dem Patienten vorgelegt		

> **Praxistipp**
>
> Nutzen Sie die folgende Checkliste zur Vorbereitung
> und Durchführung Ihrer Visite im stationären Setting.
> Geben Sie zur Sicherheit die Checkliste an Kollegen
> weiter, damit Sie sich gegenseitig auf den richtigen
> Pfad zurück zu bringen. Passen Sie diese Tabelle Ihrem
> Bereich an.

… morgens um 9:00 auf Station 2 …

Die Pflegefachkraft Petra und der Stationsarzt Dr. Flott haben
sich am Morgen für 9:00 Uhr zur Visite verabredet und beginnen diese bei Herrn Müller, den beide zunächst freundlich
begrüßen. Petra referiert:

- Herr Müller, 68 Jahre alt,
- Sigmadivertikulitis, 3. postoperativer Tag nach Sigmaresektion,
- Nebendiagnosen: arterieller Hypertonus, kompensierte
  Niereninsuffizienz,
- Bei der vorher stattgefunden körperlichen Untersuchung
  stellte sich lediglich ein gebähtes Abdomen heraus, man-
  gelnde Darmgeräusche unterstützen den Befund: Passa-
  geschwierigkeiten. Der Patient ist neurologisch adäquat,
  gibt wenig Schmerzen an (VAS in Ruhe 1, bei Bewegung
  3), keine Mobilisationsschwierigkeiten, der Hypertonus ist
  mit der Hausmedikation gut eingestellt, die Diurese ist
  ausreichend, die Drainage fördert blutig-serös (ca. 200 ml
  in 24 h), Pulmonal ist der Patient stabil, er ist bei Raumluft,
  die Auskultation ergab beidseits unauffällige Atemgeräu-
  sche.
- Klassische postoperative Versorgung.
- Der Patient befindet sich im Kostaufbau, durch die Pas-
  sagestörung ist er allerdings appetitlos, eine zusätzliche
  Ernährung ist indiziert.

- Die Thromboseprophylaxe findet mit einer subkutanen Heparingabe, Antithrombosestrümpfen und aktiver Bewegung statt.
- In der medikamentösen Therapie fallen keine überflüssigen Anordnungen auf, Schmerztherapie und Hausmedikation ist angesetzt und wird gut vertragen.
- Der erste postoperative Verbandwechsel gestern zeigte eine reizlose Wundsituation.
- Im letzten Routinelabor zeigt sich lediglich die kompensierte Niereninsuffizienz: Kreatinin und Harnstoff sind leicht erhöht.
- Der aktuell gute klinische Zustand des Patienten zeigt keine Indikation für weitere Diagnostika.
- Im Zusammenhang mit der Sigmaresektion ist die Drainagenförderung unauffällig, deshalb kann die Drainage gezogen werden, rektale Abführmaßnahmen sind kontraindiziert.
- Aufgrund der kompensierten Niereninsuffizienz hat der Patient einen sehr trockenen Hautstatus, der mit üblichen Pflegemitteln gut zu behandeln ist.

Auf Nachfrage gibt der Patient an, froh zu sein, die Operation gut überstanden zu haben, er fühle sich wohl und gut betreut. Das nächste anstehende Behandlungsziel, da sind Dr. Flott und Petra sich einig, ist die Förderung der Verdauung bis morgen. Das Ziel ist ein ausreichender Stuhlgang. Dafür sind medikamentöse Abführmaßnahmen notwendig: orale Laxanzien, ggf. eine intravenöse Verabreichung von motilitätsfördernden Medikamenten. Herr Müller ist damit einverstanden.

5.3   Optimierungsmöglichkeiten im Ablauf einer Visite

Um die Qualität der Visite zu verbessen und die Abläufe zeitschonend zu optimieren, gibt es diverse Verbesserungsmöglichkeiten, beispielhaft werden einige nachfolgend aufgeführt. Im gemeinsamen interdisziplinären Gespräch ist es wichtig, verbesserungswürdige Abläufe anzusprechen und zu optimieren. Wichtig ist dabei immer Prozesse für alle Beteiligten so optimal wie möglich zu gestalten.

5.3.1   Getroffene Anordnungen sofort dokumentieren

Unabhängig davon, ob es sich um eine medikamentöse, therapeutische oder diagnostische Anordnung handelt, ist der Prozess am effektivsten durchgeführt, wenn diese Anordnung sofort in der entsprechenden Kurve schriftlich dokumentiert werden. Dabei ist auf eine leserliche und nachvollziehbare Schreibweise zu achten. Ein Umweg über »Schmierzettel« und dann am Ende in die Kurve einzutragen ist zeitraubend und u. U. dafür verantwortlich, dass die Therapien nicht rechtzeitig in die Wege geleitet werden können.

Auch wenn Therapien nach Standards durchgeführt werden (z. B. Schmerztherapie, Thromboseprophylaxe, etc.), ist es notwendig, diese Maßnahmen in der Patientenkurve zu dokumentieren.

5.3.2   Notwendige Anordnungen deutlich kommunizieren

Gerade wenn die Beteiligten der unterschiedlichen Berufsgruppen in der Visite anwesend sind, ist es sinnvoll, getroffene Anordnungen zu kommunizieren. Hier können sofort Rückfragen von allen Seiten besprochen werden und die Anordnung vor dem Dokumentieren entsprechend angepasst werden. Anordnungsfehler können so reduziert werden, der Patient ist ausreichend informiert.

… 20 mg Bisacodyl p.o. bitte …

In dem Visitenbeispiel auf Station 2 hätte Dr. Flott zu Schwester Petra gesagt: »*Geben Sie Herrn Müller zum Abführen bitte 20 mg Bisacodyl p.o. nach der Visite. Es wäre nett, wenn Sie mir kurz vor Ihrem Dienstschluss noch Bescheid geben würden, ob die Maßnahme Erfolg hatte.*« Er trägt die Anordnung direkt in der Kurve ein. Petra antwortet: »*Mache ich.*« und an Herrn Müller gewandt: »*Das Medikament soll den Darm in Gang bringen. Wenn Sie also zur Toilette müssen, wäre es nett, wenn Sie mir Bescheid sagen.*«

5.3.3   Visitenergebnisse dokumentieren

Eine ausreichende Dokumentation der durchgeführten Visite ist nicht nur von Relevanz für die Abrechnung, sondern auch aus forensischen Gründen. Eine kurze Zusammenfassung der durchgeführten/angeordneten Maßnahmen, die in der Visite besprochen wurden, ist in einem dafür vorgesehenen Bereich der Krankenakte/Kadex notwendig. Diese kurze Zusammenfassung ermöglicht es auch Kollegen aus anderen Schichten, das Besprochene ohne den »Stille-Post-Effekt« nachvollziehen zu können.

5.3.4 Notwendige Untersuchungs- maßnahmen anfordern

Je nachdem welche Infrastruktur in der Organisation etabliert ist, ist eine sofortige Anmeldung von notwendigen Untersuchungen durchzuführen.

- Werden Untersuchungen oder Konsile papierhaft angefordert, sind die dafür notwendigen Anforderungsscheine in ausreichender Menge auf die Visite mitzunehmen und bereits vor Ort vorauszufüllen. Der Anforderungsschein kann im Nachgang vollständig ausgefüllt werden, die Prozesse sind kurz und unkompliziert gefasst.
- Werden Untersuchungen über den Computer angefordert und ein entsprechender PC bei der Visite mitgeführt wird, können die Anforderungen noch am Patientenbett angemeldet werden.

5.3.5 Grundregeln in der Kommunikation

Wo Menschen – unterschiedlicher Berufsgruppen – aufeinandertreffen, besteht Potenzial für Meinungsverschiedenheiten, teilweise ausgelöst aufgrund von Grundsätzlichkeiten der einen oder anderen Berufsgruppe. Eine produktive, zielorientierte und angemessene Kommunikation ist wertschätzend, offen und zugewandt (▶ Kap. 2). Dies kann ermöglicht werden durch:

- Sich ausreden lassen,
- sich zuhören,
- bei Nichtverstehen: Nachfragen,
- Dialoge führen,
- »Ich«-Botschaften senden,
- Konflikte sind erlaubt, aber nicht vor dem Patienten,
- Raum für persönliche Rückmeldungen ermöglichen,
- Patient mit einbeziehen.

Praxistipp

Kommunikationsregeln können in Teamsitzungen erarbeitet werden und auf Station veröffentlicht werden.

Es ist kein Armutszeugnis, Kommunikationsregeln im interdisziplinären Team zu erarbeiten und auf Station zu veröffentlichen. Ganz im Gegenteil: Es zeigt das Interesse an einer produktiven Zusammenarbeit und der gegenseitigen Wertschätzung füreinander.

5.4 Unterschiedliche Visitenbeispiele

- **Kurvenvisite**

Neben der klassischen Visite am Patientenbett gibt es die Möglichkeit im Tagesverlauf noch eine sog. Kurvenvisite durchzuführen. Der Stationsarzt und die betreuende Pflegefachkraft überprüfen gemeinsam die Kurve jedes Patienten und klären ggf. Unklarheiten, die sich aus Anordnungen ergeben oder aktuelle Veränderungen des Patienten, die eine Änderung der Anordnungen notwendig machen. In diesem Rahmen können natürlich auch neue Anordnungen getroffen werden.

- **Mitternachtsvisite**

In der Mitternachtsvisite läuft der diensthabende Arzt über die Stationen und fragt die Pflegekräfte nach Besonderheiten, die derzeit eine besondere Rolle spielen. Damit greift er dem späteren Kontakt voraus, Probleme können sofort besprochen werden, Anordnungen zur Linderung getroffen werden. Diese Möglichkeit der Visite ist eine besondere Form der Prozessoptimierung im organisatorischen System.

- **Schmerzvisite**

Viele Krankenhäuser etablieren einen Akutschmerzdienst. Die Aufgabe ist es, die Schmerzen der Patienten nach einer SOP zu behandeln und die Qualität der Schmerztherapie zu optimieren. In einer täglich durchgeführten Schmerzvisite kümmert sich ein speziell ausgebildetes Team aus Pain-Nurses und ggf. Anästhesist um die Schmerzsymptomatik der Patienten. Hierbei wird eine Schmeranamnese durchgeführt und eine Therapieempfehlung ausgesprochen.

5.5   Erste-Hilfe-Maßnahmen

Auch die beste interdisziplinäre Zusammenarbeit kann zwischenzeitlich scheitern, damit die Situation nicht eskaliert, kommen hier einige »Erste-Hilfe-Maßnahmen« für die Visite.

- **»Die Visite dauert zu lange!«**
  - Etablieren Sie eine Checkliste, die dem Patientenklientel gerecht wird.
  - Arbeiten Sie diese konsequent ab, lassen Sie sich nicht ablenken.
  - Vermeiden Sie Unterbrechungen, Telefone sollten abgegeben werden, auch andere Kollegen können Fragen am Telefon beantworten.
  - Halten Sie sich an die Form der geschlossenen Fragen, geben Sie dem Patienten ein Gesprächsziel vor.
  - Vermeiden Sie private Unterhaltungen, dies strapaziert die Zeitressourcen der anderen Teammitglieder.

- **»Die Kollegen der anderen Berufsgruppe hören mir nicht zu.«**
  - Erinnern Sie sich an die Kommunikationsregeln.
  - Sollte dies ein immer wieder kehrendes Problem sein, sorgen Sie für die Etablierung solcher Regeln und erinnern Sie die anderen Kollegen daran.

- Verschaffen Sie sich Gehör, stellen Sie sich in die erste Reihe.
- Wenn Sie den anderen Kollegen Aufmerksamkeit schenken, wird auch Ihnen Aufmerksamkeit geschenkt.

- **»Der Patient kommt nicht zu Wort.«**
- Häufig spielt die Sorge, vor einer ausgedehnten Antwort die ausschlaggebende Rolle, weshalb der Patient in der Visite nicht mit einbezogen wird.
- Geben Sie dem Gespräch ein Ziel, setzten Sie dieses als Einleitung für das Gespräch ein.
- Auch der Patient kann auf höfliche Art und Weise an das eigentliche Gesprächsziel erinnert werden.
- Vielleicht hat der Patient das Gesprochene nicht verstanden, evaluieren Sie das.

- **»Die Informationen, die ich benötigte, konnte ich nicht erhalten.«**
- Erinnern Sie an die Checkliste, stellen Sie Ihre Fragen, wenn Sie an der Reihe sind.
- Wenn Sie spüren, dass sich die Visite dem Ende nähert, klinken Sie sich aktiv ein und stellen Sie Ihre Fragen.
- Verschaffen Sie sich Gehör und Aufmerksamkeit, indem Sie sich schon während der gesamten Visite mit einbringen.

- **»Die Umsetzung der Anordnungen dauert zu lange.«**
- Bitten Sie schon während der Visitensituation um die entsprechenden Anordnungen.
- Sorgen Sie dafür, dass die entsprechende Infrastruktur vorhanden ist (Kurven, Computer, Anforderungsscheine).

- **»Nicht alle benötigten Teilnehmer kommen zur Visite.«**
  - Analysieren Sie die Ursache: Gibt es feste Zeiten für die Visite? Wenn nicht, ist es mitunter schwierig, diese in den Tagesablauf zu integrieren.
  - Respektieren Sie die Abläufe der anderen: Jeder versucht, die Arbeit so optimal wie möglich durchzuführen.
  - Besprechen sie gemeinsame Anfangszeiten im Team.
  - Sind alle benötigten Teilnehmer eingeladen (Apotheker, Mikrobiologe, etc.)?

- **»Alle wollen gleichzeitig was von mir.«**
  - Schaffen Sie sich den benötigten Freiraum!
  - Die aktuell durchgeführte Visite hat Priorität.
  - Sagen Sie »Nein« und konzentrieren Sie sich auf die Visite.

Literatur

Deutsches Netzwerk für Qualitätsentwicklung in der Pflege (2009) Expertenstandard EntlassungsmanagementinderPflege, Osnabrück

Doran G (1981) There's a S.M.A.R.T. way to write management's goals and objectives. Management Review 70: 35

InEK (2016) Deutsche Kodierrichtlinien. http://www.g-drg.de/cms/G-DRG-System_2016/Kodierrichtlinien/Deutsche_Kodierrichtlinien_2016

Krandick A (2000) Fragetechniken beherrschen, mit Fragen Gespräche führen. Ets GmbH, Halblech

Löser C (2010) Unter- und Mangelernährung im Krankenhaus – Klinische Folgen, moderne Therapiestrategien, Budgetrelevanz. Deutsches Ärzteblatt 107: 51–52

Rahmenbedingungen

Alexander Forster

A. Forster, *Visite! – Kommunikation auf Augenhöhe
im interdisziplinären Team (Top im Gesundheitsjob)*,
DOI 10.1007/978-3-662-53699-5_6
© Springer-Verlag GmbH Deutschland 2017

6.1　Anwesendes Personal

Der Stationsarzt und die Pflegefachkraft sind gemeinsam für die Visite unerlässlich. Beiden liefert die Visite grundlegende Informationen über den Behandlungsablauf, v. a. wenn kurzfristige Änderungen entstehen. Die aktive Teilnahme an der Visite und das Interessezeigen an der jeweils anderen Berufsgruppe zeigt Wertschätzung und gegenseitigen Respekt.

Die gegenseitige Teilnahme an der Visite bedeutet für den anderen:

- Respekt und Wertschätzung,
- Anerkennung durch aktive Teilnahme,
- Plattform für die eigene Wahrnehmung und dies auch zum Ausdruck bringen können,
- schnelles, unkompliziertes Handeln durch gegenseitige Aufmerksamkeit,
- Prozessoptimierung durch sofortige Einbeziehung aller notwendigen Beteiligten,
- Verbesserung der Behandlungsqualität durch gleichen Informationsstand.

Praxistipp

Die Visite läuft nicht so recht gemeinsam? Überprüfen Sie die Gegebenheiten anhand der Checkliste ▶ Kap. 5. Hier finden Sie auch »Erste-Hilfe-Maßnahmen« für eine gelungene Visite.

Alle für die Visite zusätzlich benötigten Berufsgruppen sind anhand des Visitenziels hinzuziehen (▶ Kap. 3).

6.2   Patientenzimmer

Nicht nur für die Visite ist ein ordentliches Patientenzimmer ratsam: Eine Mobilisation ist problemlos möglich, Transporte können schnell vorbereitet werden, die Arbeitsumgebung ermöglicht eine rückenschonende Arbeitsgestaltung usw. Schließlich sind je nach Ausstattung des Krankenhauses mehrere Menschen in einem kleinen Raum. Da sind z. B. zu viele Stühle oder andere Dinge nur störend.

Wenn Besucher im Zimmer sind, müssen diese herausgebeten werden. Eine Ausnahme ist, wenn der zu visitierende Patient ausdrücklich den Besuch seines Angehörigen bei der Visite fordert oder diese bei Verständigungsproblemen dolmetschen. Im Übrigen sollten, wenn möglich, auch die Mitpatienten das Zimmer verlassen.

In einigen Bereichen findet die Visite außerhalb des Patientenzimmers statt, z. B. in einem dafür vorbereiteten Besprechungsraum. Hier werden Patienten – ähnlich wie in einer Sprechstunde – nacheinander aufgerufen und hineingebeten. Insbesondere im psychiatrischen Bereich ist diese Form der Visite bekannt.

6.3 Zeitpunkt

Je mehr Berufsgruppen an der Visite beteiligt sind, desto sinnvoller ist die feste Vereinbarung einer verbindlichen Uhrzeit. So ist allen Beteiligten klar, wann die Visite stattfindet. Nicht nur die ärztlichen Kollegen, auch die Patienten, Pflegefachkräfte und alle anderen am Behandlungsprozess Beteiligten können ihren Tagesablauf darauf einstellen. Das schont die Schnittstellen und die zeitlichen Ressourcen der anderen Beteiligten.

Wer bzw. welche Berufsgruppe diesen Zeitpunkt festlegt, sollte zwischen den Pflegefachkräften und den ärztlichen Kollegen ausgehandelt werden. Schließlich haben beide ihre Abläufe, die es zu berücksichtigen gilt. Weitere Punkte, die bei einer Terminfestlegung berücksichtigt werden sollten:

- Mahlzeiten,
- keine Zeitpunkte wählen, in denen erfahrungsgemäß die meisten Aufnahmen stattfinden,
- eher vormittags, damit getroffene Entscheidungen noch Anwendung finden können,
- nach dem Eintreffen der Laborergebnisse,
- nicht direkt zu Dienstbeginn des Arztes bzw. der Pflegefachkraft. Jeder von beiden benötigt Zeit, um sich den nötigen Überblick zu verschaffen.

Praxistipp

Sollten Sie in Ihrem Bereich keine regelmäßig gleiche Visitenzeit haben, sollten Sie dies in Betracht ziehen. Es schafft große Zufriedenheit, weil keine Arbeiten spontan unterlassen werden müssen oder keine Pause gemacht werden kann usw. Testen Sie die richtigen Zeitpunkte ruhig aus. Legen Sie am Ende einer Testphase interdisziplinär einen gemeinsamen Zeitpunkt fest.

In kleineren operativen Abteilungen ist die Einhaltung der Visitenzeiten mitunter eine Herausforderung, da die ärztlichen Kollegen im OP eingeteilt sind. Hier sollte sich das Team darauf verständigen, dass die Visite nur ausnahmsweise verschoben wird und dies dann im Vorfeld kommuniziert wird, sodass sich das Fachpflegepersonal darauf einstellen kann.

6.4   Dauer

Alle sind sich einig: Eine Visite darf nicht zu lange dauern! Aber was bedeutet zu lang? Was bedeutet für den Patienten zu lang?

Grundsätzlich sollte man darauf achten, die Visitenteilnehmer immer wieder in die Visite mit einzubeziehen bzw. private Gespräche mit dem Patienten auf ein Minimum zu reduzieren. Dies ist zu jeder Zeit außerhalb der Visite besser möglich.

Um zu Beginn eine Struktur bei der zeitlichen Planung der Visite zu erhalten, kann es sich lohnen, Zeitangaben für jeden Patienten festzulegen, z. B. 5 Minuten. Natürlich sind 5 Minuten nicht bei jedem Patienten nötig, dafür muss bei anderen Patienten die Dauer ausgeweitet werden. Trotz dieser Schwankungen führt eine realistisch festgelegte Zeit dazu, allen Beteiligten einen planbaren Arbeitstag zu ermöglichen. Dies vermindert Unzufriedenheit und Frust, das Stresslevel wird reduziert.

6.5   Reihenfolge

Eine spezielle Reihenfolge für die Patientendarstellung in der Visite ist nicht erforderlich. Ganz im Gegenteil, eine gewisse Auflockerung in der Abfolge der Patienten ist sinnvoll.

Der Grund dafür liegt in der Aufmerksamkeit der Teilnehmenden. Wenn kein stures »Zettelabarbeiten« spürbar wird, ist die Aufmerksamkeit durch die kommende Überraschung positiv beeinflusst.

Damit am Ende aber kein Patient verloren geht, hält in der Regel der ranghöchste Arzt einer Station eine persönliche Reihenfolge ein. Diese richtet sich nach:

Akuter Krankheitssituation Wenn ein Patient aktuell in einer kritischen Krankheitssituation ist, ist es selbstverständlich notwendig, diesen Patienten als erstes zu visitieren.

Betreuender Pflegekraft Damit ein reibungsloser Ablauf mit den Pflegefachkräften möglich ist, sollten die Patienten, die sich in einer Betreuungsgruppe befinden, die durch eine Pflegefachkraft betreut wird, zusammen visitiert werden.

Zimmernummer Eine gewisse Reihenfolge erscheint sinnvoll. Es lohnt sich jedoch eine andere Auswahl zu treffen. Beispielsweise zunächst alle Patienten in den geraden, dann in den ungeraden Zimmernummern. Oder z. B. zunächst Zimmer 1, Zimmer 3 dann Zimmer 2 und 4, dann Zimmer 5 und 7 und wieder 6 und 8 usw. Wie bereits erwähnt, das Ziel ist, die Aufmerksamkeit aller Beteiligten hoch zu halten und deshalb nicht in gleichen Reihenfolgen zu arbeiten.

6.6   Infrastruktur

6.6.1   Visitenwagen

Ein rollbarer Wagen, indem in der Visite benötigte Unterlagen zu finden sind, ist eine hervorragende Ergänzung zur Visite. Je nach Bedarf kann in diesem Wagen alles untergebracht werden, das für die Visite benötigt wird, z. B. Ver-

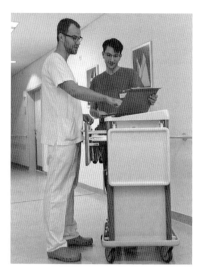

◧ **Abb. 6.1** Visitenwagen

bandsmaterial, Anforderungsscheine, Kurven und Akten
der Patienten, etc. (◧ Abb. 6.1).

Wenn ein Visitenwagen immer zur Visite verwendet
wird, gilt er auch als ein Wiedererkennungssymbol. Dem
Patienten ist sofort klar, jetzt geht die Visite los. Ebenfalls ist
er für Kollegen als Erkennungsmerkmal zu sehen, die anhand des Visitenwagens feststellen, dass die Visite startet.

6.6.2   Computer

Ein Laptop ist während der Visite eine besondere Erleichterung. Prozesse können sehr schnell initiiert und Anordnungen sofort dokumentiert werden. Zudem sind alle Patienten-
unterlagen zeitnah einsehbar. Röntgenbilder können über

den Laptop auch dem Patienten gezeigt werden. Laborwerte, alte Arztbriefe, Konsile usw. sind schnell darstellbar. Dadurch stehen alle bei der Visite benötigten Daten schnell zur Verfügung, die Krankengeschichte des Patienten ist genau zusammengefasst und Anordnungen sind sofort dokumentiert.

Natürlich gibt es auch die Möglichkeit nur einzelne Bereiche der elektronischen Dokumentation in der Visite zu nutzen, z. B. die Darstellung von Röntgenbildern in der Orthopädie und die restliche Dokumentation findet in der Kurve statt.

6.6.3 Kurven

Falls keine elektronische Dokumentation in der Organisation vorhanden ist, stellt natürlich die Kurve die wichtigste Form der Dokumentation dar. Sie gibt einen schnellen Überblick des Patienten in einer übersichtlichen Form wider. Doch für die Sicherung der qualitativ hochwertigen Dokumentation gibt es einige Anforderungen, die erfüllt werden müssen:

- Ein kurzer Visitenbericht muss möglich sein.
- Dieser Bericht ist eine kurze Zusammenfassung und eine Unterschrift des beteiligten Arztes ist notwendig.
- Therapien und Verordnungen sind täglich auf Aktualität und Indikation zu überprüfen und mit Handzeichen zu verifizieren.
- Die pflegerische Dokumentation ist mit hinzuziehen.

6.7   Hygienische Maßnahmen

Im klinischen, ambulanten oder stationären Setting gelten die Hände des Personals als das größtmögliche Risiko für die Übertragung von nosokomialen Infektionen, also im Krankenhaus erworbene Infektionskrankheiten. Es gibt weitreichende Belege, die eine sorgsam durchgeführte Händedesinfektion des Personals als den wichtigsten Faktor zur Reduzierung von nosokomialen Infektionen ansehen.

In der Visitensituation ist die hygienische Händedesinfektion deshalb eine wichtige, sinnvolle und zwingend erforderliche Maßnahme, da gerade in diesem Setting (schnell) von Patient zur Patient, von Wunde zu Wunde, von Drainage zu Drainage gelaufen wird.

Die Weltgesundheitsorganisation (WHO) beschreibt deshalb die Indikationen zur Händedesinfektion in sog. »five moments«:

- vor dem Patientenkontakt,
- vor aseptischen Tätigkeiten,
- nach dem Kontakt mit potenziell infektiösem Material,
- nach jedem Patientenkontakt,
- nach jedem Kontakt mit der unmittelbaren Patientenumgebung.

Die »five moment«s erweitern sich zusätzlich:
- nach jedem Ablegen von sterilen oder unsterilen Handschuhen.

Um diese Richtlinien einzuhalten ist eine gewisse Umgebungsgestaltung notwendig:
- Desinfektionsmittelspender müssen am sog. »point of care« zur Verfügung gestehen.
- Im Intensiv- oder Dialysestationsbereich bedeutet dies mindestens ein Spender pro Patientenbett.
- Im Allgemeinstationsbereich bzw. stationär pflegerischen Einrichtungen sollten diese immer zwischen zwei Patientenbetten platziert sein.
- Ist dies von der Infrastruktur her nicht möglich, müssen dem Personal Kitteltaschenflaschen mit Händedesinfektionsmitteln zur Verfügung gestellt werden.

Empfehlenswert ist eine Art Desinfektionsmittelspender, die es ermöglichen eine mikrobielle Besiedelung zu reduzieren, z. B. durch regelmäßige Reinigung, durch kontaktfreie oder nur mit dem Ellenbogen geeignete Entnahmemöglichkeit.

»Hygiene muss Spaß machen!«. Dieser Leitsatz kann im Zusammenhang mit hygienischen Maßnahmen überlegt werden und entsprechende Maßnahmen dazu führen, dass der Händedesinfektionsmittelverbrauch rapide ansteigt!

Literatur

AWMF (2015) Leitlinie »Händedesinfektion und Händehygiene«. http://www.awmf.org/uploads/tx_szleitlinien/029-027l_S2k_Haendedesinfektion_Haendehygiene_2016-08.pdf (letzter Zugriff: 07.11.2016)

Kursawe HK, Guggenberger H (2013) Neu im Klinikalltag – wie junge Mediziner den Einstieg besser meistern. Springer, Heidelberg Berlin

Rechtliche Aspekte der Informationsweitergabe

Alexander Forster

A. Forster, *Visite! – Kommunikation auf Augenhöhe im interdisziplinären Team (Top im Gesundheitsjob)*,
DOI 10.1007/978-3-662-53699-5_7
© Springer-Verlag GmbH Deutschland 2017

7.1   Schweigepflicht

Die Schweigepflicht (juristisch »Verschwiegenheitspflicht«)
ist in Deutschland die rechtliche Verpflichtung für Mitglieder bestimmter Berufsgruppen, ihnen anvertraute Geheim-
nisse nicht unbefugt an Dritte weiterzugeben. Häufig wird
die Schweigepflicht mit dem Datenschutz gleichgesetzt. Formal juristisch ist dies nicht korrekt. Der Datenschutz befasst
sich mit dem Schutz von personenbezogenen Daten (Name,
Anschrift, Geburtsdatum usw.). Selbstverständlich bestehen
Verbindungen zu beiden rechtlichen Verordnungen.

Jede in Deutschland lebende Person hat das Recht auf
die informationelle Selbstbestimmung oder auch Privat-
sphäre. Dieses Recht hat sogar Verfassungsrang. Konkret
bedeutet dies, jeder muss sich darauf verlassen können,
selbst zu entscheiden, wem er welche Informationen über
sich zukommen lässt.

§ 203 Strafgesetzbuch – Verletzung von Privatgeheimnissen

(1) Wer unbefugt ein fremdes Geheimnis, namentlich ein zum persönlichen Lebensbereich gehörendes Geheimnis oder ein Betriebs- oder Geschäftsgeheimnis, offenbart, das ihm als

1. Arzt, Zahnarzt, Tierarzt, Apotheker oder Angehörigen eines anderen Heilberufs, der für die Berufsausübung oder die Führung der Berufsbezeichnung eine staatlich geregelte Ausbildung erfordert,

2. Berufspsychologen mit staatlich anerkannter wissenschaftlicher Abschlussprüfung,

3. Rechtsanwalt, Patentanwalt, Notar, Verteidiger in einem gesetzlich geordneten Verfahren, Wirtschaftsprüfer, vereidigtem Buchprüfer, Steuerberater, Steuerbevollmächtigten oder Organ oder Mitglied eines Organs einer Rechtsanwalts-, Patentanwalts-, Wirtschaftsprüfungs-, Buchprüfungs- oder Steuerberatungsgesellschaft,

4. Ehe-, Familien-, Erziehungs- oder Jugendberater sowie Berater für Suchtfragen in einer Beratungsstelle, die von einer Behörde oder Körperschaft, Anstalt oder Stiftung des öffentlichen Rechts anerkannt ist,

4a. Mitglied oder Beauftragten einer anerkannten Beratungsstelle nach den §§ 3 und 8 des Schwangerschaftskonfliktgesetzes,

5. staatlich anerkanntem Sozialarbeiter oder staatlich anerkanntem Sozialpädagogen oder

6. Angehörigen eines Unternehmens der privaten Kranken-, Unfall- oder Lebensversicherung oder einer privatärztlichen, steuerberaterlichen oder anwaltlichen Verrechnungsstelle

anvertraut worden oder sonst bekanntgeworden ist,
wird mit Freiheitsstrafe bis zu einem Jahr oder mit Geld-
strafe bestraft.

[…]

(4) Die Absätze 1 bis 3 sind auch anzuwenden, wenn
der Täter das fremde Geheimnis **nach dem Tod des Betroffenen** unbefugt offenbart.

Aus diesem Auszug des Gesetzestextes ergibt sich, wer unter
das Gesetz der Verschwiegenheit fällt. Neben vielen anderen
Angehörigen verschiedener Berufsgruppen, sind dies eben
v. a. Ärzte und Pflegefachkräfte.

Strafrechtlich haftet bei Verstößen immer die verursa-
chende Person, nicht die Organisation. Dies bedeutet auch
im Umkehrschluss, dass Vorgesetzte Mitarbeiter nicht von
der Schweigepflicht entbinden können. Jede natürliche Person hat die gleichen Verpflichtungen gegenüber dem Gesetz.

Unter die Schweigepflicht fällt alles, was innerhalb des
klinischen und therapeutischen Settings über den Patienten
bekannt wird. Eine Weitergabe der Informationen ist laut
Gesetz auch nach dem Tod verboten. Beispielsweise betrifft
das folgende Informationen zu einer bestimmten Person:

- Informationen darüber, dass ein Behandlungsverhält-
  nis überhaupt besteht, geplant oder stattgefunden hat.
- Die Art der Einschränkungen, Diagnosen oder Informationen über die Anamnese, Krankheitsverlauf,
  Untersuchungsergebnisse,
- durchgeführte (Therapie-)Maßnahmen.
- Alle übrigen Informationen, die dem Personal im
  klinischen bzw. therapeutischen Setting bekannt
  werden, z. B. Wohn- und Lebenssituation – insgesamt
  die soziale Anamnese, andere Erkrankungen, sexuelle
  Orientierung, Vermögenslage, Religion, Hygiene etc.

Die Schweigepflicht geht sogar so weit, dass nur Mitarbeiter, die in unmittelbarem therapeutischen Zusammenhang mit dem Patienten stehen, Informationen über diesen erhalten dürfen. Dadurch ergibt sich in vielen Fällen auch ein sog. Zeugnisverweigerungsrecht gegenüber dem Gericht. In gewissen Situationen ist aber eine Offenbarung des Geheimnisses gerechtfertigt.

- Der Betroffene hat ein ausdrückliches Einverständnis auf Offenbarung vorgelegt.
  - Dies ist zum Beispiel erforderlich, damit das Krankenhaus mit der Krankenkasse abrechnen kann. Diese Regularien sind üblicherweise im Behandlungsvertrag geregelt.
- Es liegt eine konkludente Einwilligung vor (stillschweigend, mutmaßlich).
  - Der Betroffene ist bewusstlos, der Rettungsdienst übernimmt die erforderlichen Aufgaben. Damit das Krankenhaus, in das der Betroffene eingeliefert wird, therapieren kann, dürfen die Mitarbeiter des Rettungsdienstes den Behandelnden im Krankenhaus eine Übergabe machen. Bei entsprechenden Zeichen, darf auch die Polizei hinzugezogen werden.
- Es besteht eine Auskunftspflicht gemäß dem Infektionsschutzgesetz.
- Außerdem besteht eine Offenbarungspflicht von Geheimnissen gemäß § 34 StGB, wenn ein rechtfertigender Notstand besteht.
  - Beispielsweise wenn Leib und Leben bedroht ist (z. B. durch Auskunft des Patienten oder beim Auffinden von Schutzbefohlenen),
  - wenn das öffentliche Ansehen einer Institution in Gefahr ist,
  - wenn zivilrechtliche Prozesse die Auskunft eines beteiligten Mitarbeiters erfordern (z. B. Kunstfehlerprozesse).

Für die Visite bedeutet dies formal juristisch auch, dass z. B. Mitpatienten aus dem Zimmer gebeten werden müssen oder dass das Einverständnis des zu visitierenden Patienten eingeholt wird, dass die Visite vor den anderen Patienten stattfindet. Wenn der Patient einwilligt, ist dies zu dokumentieren. Formal juristisch passiert dem Geheimnis erzählenden Mitpatienten nichts.

7.2 Anordnungsverantwortung

Ob und welche therapeutischen, medizinischen Behandlungen für einen Patienten zur Verfügung stehen und angewendet werden obliegt dem behandelnden Arzt. Er kann jedoch die Durchführung dieser Anordnungen an die Pflegefachkräfte delegieren. Also kann man juristisch davon ausgehen, dass die Verantwortung für die Anordnung dem Arzt zusteht. Welche Tätigkeiten dies im Einzelnen sind, regelt das Gesetz nicht. Das bedeutet, in jeder Einrichtung muss das Maß der pflegerischen Übernahme entsprechend dem Ausbildungsstand geklärt werden. Der Arzt muss davon ausgehen, dass ausreichend qualifiziertes Personal im klinischen bzw. stationären Setting zur Verfügung steht, dass diese Aufgaben übernehmen können. Für diese Struktur trägt die Pflegedienstleitung die formal juristische Verantwortung. Nach dem Gesetz ist qualifiziertes Personal, eine Pflegefachkraft mit mindestens 3-jähriger Ausbildung und einem Examen der Alten-, Kranken- und Kinderkrankenpflege.

Wenn die Pflegefachkraft Bedenken über die Durchführung der Anordnung bezüglich der Patientensicherheit oder der Behandlungsqualität hat, muss sie das (schriftlich) äußern, sonst begeht sie ein Übernahmeverschulden.

... er hat es so gesagt ...

Die Anordnung lautet 3-mal täglich 250 mg Melneurin-Lösung[1] (Melperonhydrochlorid). Wenn die Pflegefachkraft die Verabreichung dieser Dosierung ungefragt übernimmt, haftet sie für die daraus entstehende Komplikationen einer Überdosierung.

7.3   Durchführungsverantwortung

Die Durchführungsverantwortung beschreibt juristisch die Übernahme der Verantwortung für eine Tätigkeit, die die Pflegefachkraft trägt. Um die Maßnahme durchzuführen und somit auch für sie verantwortlich zu sein, muss sie korrekt angeordnet sein. Dabei gilt, je höher die Qualifikation der Pflegefachkraft ist, umso höher ist die Verantwortung dabei.

Jedoch muss die Anordnungsbefolgung ausbleiben bzw. verweigert werden, wenn die Pflegefachkraft vor Ort nicht ausreichend qualifiziert ist bzw. sich nicht ausreichend qualifiziert fühlt. Dies ist dem Anzuordnenden und der Pflegedienstleitung mitzuteilen, da sie die Verantwortung für die Qualifikation der Pflegenden trägt.

... wer haftet für wen ...

Die Pflegedienstleitung ordnet die Übernahme der subkutanen Injektionen der Pflegefachkraft an. Deligiert die Pflegefachkraft die Durchführung an einen Praktikanten und kommt der Patient zu Schaden, übernimmt die Pflegefachkraft dafür die Verantwortung.

---

1 Melneurin-Lösung, Melperonhydrochlorid, ist ein Neuroleptikum, Tagesdosis bei wahnhaften Zuständen bis zu 400 mg

Literatur

Höfert R (2008) Verantwortung im Pflegealltag. Heilberufe 60: 52–53

Schönke A, Schröder H (2010) Strafgesetzbuch. § 203 RN 31–33. Beck, München

Zimmermann A (2011) Delegation: Was ist erlaubt. Heilberufe 63: 44

Serviceteil

A. Forster, *Visite! – Kommunikation auf Augenhöhe
im interdisziplinären Team (Top im Gesundheitsjob)*,
DOI 10.1007/978-3-662-53699-5
© Springer-Verlag GmbH Deutschland 2017

Stichwortverzeichnis

Printing: Ten Brink, Meppel, The Netherlands
Binding: Ten Brink, Meppel, The Netherlands